中医有故事

杏林传奇

吕晓东 赵鸿君 主编

王 斌 杨 扬 编著

辽宁人民出版社

ⓒ 吕晓东 赵鸿君 2024

图书在版编目（CIP）数据

中医有故事.杏林传奇/吕晓东，赵鸿君主编；王斌，杨扬编著.—沈阳：辽宁人民出版社，2024.1
ISBN 978-7-205-10988-2

Ⅰ.①中… Ⅱ.①吕… ②赵… ③王… ④杨… Ⅲ.①中医学—少儿读物 Ⅳ.①R2-49

中国国家版本馆CIP数据核字（2023）第251665号

出版发行：辽宁人民出版社
　　　　　地址：沈阳市和平区十一纬路25号　邮编：110003
　　　　　电话：024-23284325（邮　购）　024-23284300（发行部）
　　　　　http://www.lnpph.com.cn
印　　刷：辽宁新华印务有限公司
幅面尺寸：145mm×210mm
印　　张：5.625
字　　数：107千字
出版时间：2024年1月第1版
印刷时间：2024年1月第1次印刷
责任编辑：刘铁丹
装帧设计：琥珀视觉
责任校对：吴艳杰
书　　号：ISBN 978-7-205-10988-2

定　　价：25.00元

总　序

　　中医药学从远古走来，它的根系浸润在中国传统文化广袤肥沃的土壤中，是中华民族宝贵的文化财富和精神财富，是中华民族的伟大创造。毛泽东在1958年10月11日阅中共卫生部党组9月25日关于组织西医学中医离职学习班的总结报告中批示："中国医药学是一个伟大的宝库，应当努力发掘，加以提高。"2010年6月20日，习近平在澳大利亚墨尔本出席皇家墨尔本理工大学中医孔子学院授牌仪式时说："中医药学凝聚着深邃的哲学智慧和中华民族几千年的健康养生理念及其实践经验，是中国古代科学的瑰宝，也是打开中华文明宝库的钥匙。"中医药学既是防病治病的自然科学，又是充分体现中国传统人文哲学思想的文化瑰宝。中医药秉承"道法自然"的生命观，强调天人合一，形神兼顾，天、地、人是一个有机的整体，天地大宇宙，人体小宇宙，提出"辨证论治""整体观""治未病"等防病治病思想。中医药学有着特殊的思维模式和文化印记，有神圣工巧的望闻问切，有赓续不衰的四大经典，有仁爱精诚的苍生大医，有功效神奇的针灸推拿，有名声赫赫的道地药材。进一步继承、保护、弘扬和发展中医药文化，不仅对于中华文化的传承创新发展，以及中华民族的伟大复兴具有重要意义，更是每一位中医人的使命。

2016年2月，国务院印发的《中医药发展战略规划纲要（2016—2030）》提出："推动中医药进校园、进社区、进乡村、进家庭，将中医药基础知识纳入中小学传统文化、生理卫生课程，同时充分发挥社会组织作用，形成全社会'信中医、爱中医、用中医'的浓厚氛围和共同发展中医药的良好格局。"2019年10月20日，中共中央、国务院发布的《关于促进中医药传承创新发展的意见》明确要求："实施中医药文化传播行动，把中医药文化贯穿国民教育始终，中小学进一步丰富中医药文化教育，使中医药成为群众促进健康的文化自觉。"2021年，中央宣传部正式印发《中华优秀传统文化传承发展工程"十四五"重点项目规划》，将中医药文化弘扬工程列为23个重点项目之一，而中医药文化进校园是中医药文化弘扬工程落地实施的有效途径。中医药文化融入中小学基础教育，中医药文化基因的植入和传承从娃娃抓起，这是中医药可持续发展的动力和保障。

青少年是祖国的未来，他们成长学习、实现梦想以及为祖国、人民贡献才智的基本前提是拥有健康的身心和强健的体魄。让青少年了解中医药、走近中医药，学习健康知识，培育中华优秀传统文化情怀，对于增强青少年文化自觉和文化自信，进而增强民族自信，厚植爱国主义情怀，践行社会主义核心价值观，都具有重大而深远的现实意义和历史意义。

《中医有故事》作为中医药文化进校园丛书是辽宁中医药大学以中医药文化弘扬工程为契机，谋划三年教育发展规划、加强中小学中医药文化教育、让中小学生爱上传统中医药文化的重要举措，在中小学生中营造读中医、学中医、爱中医、用中医的良好氛围，让中医药的种子在幼小的心灵中生根发芽。同时，青少年通过学习中医药知识，能够增加自己对于健康和疾病的认识，进一步提高身体素质。

《中医有故事》丛书立足向青少年传播中医药文化和知识，由一篇篇精挑细选的故事，集结成《医源流长》《杏林传奇》《苍生大医》《神奇中药》四册。各分册作者均为辽宁中医药大学中医药文化方面的教授。

《医源流长》从中医药发展史的维度出发，选取在中医学发展历程中产生过重大影响的事件和人物，通过喜欢中医的小学生钟一的观察和学习，从火的诞生、衣着由来讲起，经历了仪狄造酒、伊尹造汤液等不断的探索，渐次形成了《黄帝内经》《神农本草经》《伤寒杂病论》等经典文献。从有巢氏、阴康氏、伏羲氏、神农氏等中医学的开创者，到王叔和、皇甫谧、葛洪、陶弘景、孙思邈等大医的成就者，展示了一代代大医薪火相传、代代守护的动人画面。

《杏林传奇》选取36个中医成语典故，以小学生衣玲玲梦遇上古智者为引导，在上古智者的讲述中，小学生衣玲玲逐渐了解中医、走近中医、感悟中医。

《苍生大医》精心选取唐代以前10位著名的医者，以医家传记、医案为素材，从学医经历、治病故事、著书立说、医学成就等方面，展示大医的奋斗历程、仁心仁术。在故事中，让我们追随古代大医的行医历程，感受扁鹊、华佗、张仲景等大医救死扶伤、拯救天下苍生的仁和精神，认识这些苍生大医。

《神奇中药》用通俗易懂的语言，通过小学生小志与爷爷一起出诊时发生的神奇又有趣的事情，从中药名称的美丽传说、功效主治等方面，讲述了36个中药的故事，让青少年领略祖国山河的富饶辽阔和中药的神奇功效。

本套图书故事题目均自拟，每个故事后面设三个模块："学一学"模块针对故事中涉及的知识点或难点进行拓展学习；"说一说"模块根据故事提出问题，测试对故事的理解和掌握；"练一练"是实践应用模块，对中医药知识进行体验式学习。

少年砥砺凌云志，青春奋进正当时。愿本套图书能成为青少年的良师益友，帮助青少年丰富阅历，开阔视野，健康身心，茁壮成长！让中医药文化走进中小学校园，走进青少年，走入千家万户！

2023 年 3 月 1 日

目 录

梦遇上古智者

不知道为什么，衣玲玲从放学回家就闷闷不乐。吃完晚饭，衣玲玲对爸爸、妈妈说了一声"晚安！"就走进了自己的房间。

女儿今天怎么啦？爸爸看看妈妈，妈妈瞧着爸爸，都想从对方那里找到答案。可是，爸爸、妈妈同时摇了摇头，表示不知道女儿怎么啦！

躺在床上的衣玲玲，翻来覆去睡不着。原来啊！衣玲玲所在的班级，正在开展"弘扬中华文化，讲好中国故事"的活动，每天都有一位同学讲述中国历史文化故事。明天就轮到衣玲玲讲了，衣玲玲准备好的故事，一个一个让同学们都在前面讲过了，这可怎么办啊？你说衣玲玲能开心吗？

夜深人静，衣玲玲感觉自己飞起来了，来到了一处好美的地方，阳光明媚，鸟儿歌唱，花儿盛开，蝴蝶飞舞，难道这是传说中神仙住的地方吗？衣玲玲揉了揉眼睛，对眼前迷人的景色惊叹不已。

不远处，云雾缭绕中有一座修建得很精美的亭子，亭檐匾额上写着"智者亭"三个字。亭中坐着一位白胡子老者，品着茶，看着书。

衣玲玲很好奇地朝亭子走了过去，很有礼貌地轻声说了一句"神仙老爷爷好"。老者微微抬起头，笑呵呵看着衣玲玲，打量了好一会儿才说道："你叫衣玲玲，小学四年级，对吧？"

"嗯嗯，还真是遇到了神仙老爷爷啦！"衣玲玲心里想着，瞪大眼睛惊奇地看着老者。老者眨了眨眼睛，"我还知道你有烦恼的事了，让你很不开心。是不是有点抑郁了？不就是讲历史文化故事嘛！"说到这老者呵呵地笑了起来。

老者的笑声，一下子让恍惚中的衣玲玲醒悟过来。"智者亭"，难道这位老者就是传说中的"上古智者"？那可比神仙厉害不知道百倍千倍啊！

想到这，衣玲玲心中大喜，"扑通"一声跪在老者跟前，"上古智者老先生，请受小学生衣玲玲一拜。"

老者被衣玲玲这一举动弄得稍微一愣神，然后，哈哈大笑起来，赞许地说道："不错！不错！小小年纪就懂得尊师重道。"俯身拉起衣玲玲，让她坐在自己的跟前。

"衣玲玲，医灵灵，天意啊！"上古智者说完，就开始为衣玲玲讲述神奇的中医故事。

神农尝百草

"中医药是一座巨大的宝藏，中医药有着几千年的历史，其神奇的故事远古就有传说……"上古智者讲述的故事，深深地吸引着衣玲玲，仿佛穿越时空走进远古时代。

在远古时代，人们以打猎为生，因为打猎工具十分的简陋，老百姓们常常因为捕捉猎物数量的不足，吃不饱而饿肚子；又因为不会分辨哪些是可以吃的粮食，哪些是不可以吃的杂草，哪些植物能够作为草药治疗疾病，哪些植物有毒不能食用，所以，常常因为误食而患病，甚至中毒身亡。

那时，有一位名叫炎帝的部落首领，他常常教百姓分辨可以食用的五谷作为粮食，教会人们种植水果、播种庄稼，使人类能够世世代代地生存下去。所以，人们也把炎帝称为神农。

有一年，突然出现了严重的瘟疫，百姓因为不懂医药，只能忍受疾病的折磨，痛苦地死去。一时间，遍地都是尸体，到处都是失去亲人的凄惨哭声。

神农见此情景非常难过，他实在不忍心看到人们遭受疾病的折磨，便下定决心要亲自尝遍所有的植物，找到治病的草药。于是，神农便做了两只大口袋，一只挂在身体的左边，一只挂在身体的右边，他每尝一种植物，觉得能做食物的就放在左边口袋里，能做药的就放在右边口袋里。

　　第一天，神农刚一出门，就看到门前的矮树上长出了绿油油的小嫩叶，神农采下一片嫩叶，刚放入嘴中，嫩叶就滑入神农肚子里去，神农觉得非常舒服，好像把内脏清洗得干干净净一样，于是把它放进了左边的口袋里，还给它取名为"查"，也就是我们现在所泡的茶叶。

第二天，神农发现了很多淡红色的小花，每一朵都像一只只飞舞的蝴蝶，神农将它采下放入嘴中。初尝觉得甜滋滋的，嚼得越久越觉得满口清香，越嚼越有味道，神农就给它取名为"甘草"，并且放入了右边的口袋中。

就是这样，神农每天不停地走呀走呀，他的足迹遍布了山川原野、江河湖海，在途中他尝遍了各种花花草草，命名了许许多多的药物，还用这些药物缓解了无数人的病痛，拯救了无数人的性命。

神农在尝百草的时候，偶尔也会尝到有毒的植物，他便拿出"查"来解毒。但不幸的是，神农尝到了"断肠草"。这种草的毒性非常厉害，还没等他拿出"查"来解毒，毒性就迅速发作了。

神农用自己的生命，换来了可以食用的农作物，可以治病的中草药。从此，人们不再忍受饥饿与疾病的折磨，大家都十分感激神农。

为了纪念这位不惜牺牲自己去消除老百姓病痛和拯救老百姓生命的大恩人，永远铭记他的恩德和功绩，人们尊称他为农耕和医药之祖。

上古智者讲到这里，衣玲玲的眼里闪动着晶莹的泪花。此时，神农尝百草的故事在她的心中已不是传说，神农在她心目中就是顶天立地的大英雄。

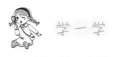

学一学

　　《神农尝百草》这个故事出自《淮南子》。该书是由西汉皇族淮南王刘安主持撰写，故而得名，这是一部由集体编写而成的哲学著作。

　　"查"文章中指"茶叶"，为多音字。①chá。做名词时，本义为木筏，最早见于晋代王嘉《拾遗记·唐尧》："有巨查浮于西海（有巨大的木筏漂浮在西海之上）。"做动词时，有检查、调查、翻检着看的意思，常用词组如盘查、查访、查字典等。②zhā。作姓氏使用。

说一说

　　1. 神农是什么时期的人物？
　　2. 神农又被称为什么？

岐黄之术

　　衣玲玲起身端起茶壶，恭恭敬敬地为上古智者的杯子里斟上茶。上古智者赞许地点点头，喝了一口茶后问道："小姑娘你知道中医为什么也叫'岐黄之术'吗?"衣玲玲摇了摇头，表示不知道。

　　上古智者微笑地说道："'医灵灵'不知道，那还是'医灵灵'吗?"没等衣玲玲反应过来，上古智者就娓娓地讲述起这个故事。

　　岐黄之术，实际上是因两个人而得名，一个叫作岐伯，一个叫作黄帝。

　　岐伯是远古时代一位著名的医生，他从小就善于学习和思考问题，喜欢去观察自然界的事物和现象。而且，有许多爱好，可以说是多才多艺、聪明过人，很不一般。

　　后来，他见到很多人饱受疾病折磨，得不到医治，病情不断加重，直到让疾病折磨得死去，他就立志去学习治病救人的方法。他不辞劳苦四处寻找老师学习医术，与志

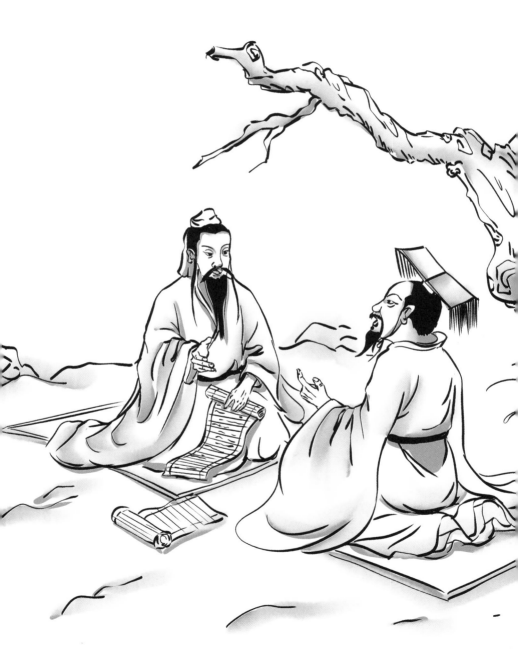

向相同的人一起探讨交流，慢慢地就精通了医术医理，成为有名的医生。

黄帝是开创中华民族文明的祖先，相传他为了给更多老百姓治疗好疾病，就去拜岐伯为老师，一起讨论医学问题。

有一天，黄帝问岐伯："各种疾病的发生，都是由身体内外很多原因造成的。人的身体分为上、中、下三个部分，所感受到的邪气对人体的伤害也都不一样。那么，您能说说它们之间有什么联系吗？"

岐伯回答说："人体的上、中、下三部分所感受到的邪气各不相同。风寒邪气从头部、背部侵袭人体，疾病就会从上部开始；不控制自己的喜怒哀乐就会让人体的内脏受伤，疾病就会从中部开始；清冷寒湿的邪气从足部侵袭人体，疾病就会从下部开始。这就是疾病刚刚发作时的主要部位。"

黄帝又问："发生在内脏的疾病是怎么回事呢？"

岐伯回答说："忧伤思虑的不良情绪会伤害心脏，过度寒冷不注意保暖会伤害肺脏，生气愤怒的坏脾气会伤害肝脏等等，这些就是人体内脏发病的原因。"

黄帝赞叹岐伯说得好，又问他这些病应该怎样治疗。

岐伯回答说："首先要查清楚导致生病的原因，了解与生病原因相关的一些情况，应当补身体的就用补法治疗，应当让患者泻下疾患的就用泻法。但要注意的是，一定要根据四季气候的自然变化调整治疗的方法和药物，这就是治疗疾病的最高境界。"

岐伯与黄帝谈了很多类似的话，做了大量的讨论交流，《黄帝内经》成为中医学四大经典著作之一。

听上古智者讲完"岐黄之术"的故事，衣玲玲若有所思地说道："尽管我还不太懂故事中所讲的医学道理，但我好像听明白一点，那就是生病的原因之一，就是太任性、坏脾气，要想不得病就要根据天气变化，该穿什么衣服、穿多少，不能由着自己的性子来，更不要动不动就发火大喊大叫。"

上古智者笑而不语，心里却说："孺子可教也！"

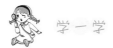
学一学

　　"岐黄之术"的故事出自《黄帝内经》。本书相传为黄帝所作，因以为名，但后世较为公认此书起源于战国，最终成型于西汉，由历代医家传承增补发展创作而来，而非一人一时之作。《黄帝内经》是我国最早的医学典籍，为传统医学四大经典著作之一（其余三部为《神农本草经》《难经》《伤寒杂病论》），被称为"医之始祖"。

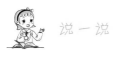 说一说

1. 中医四大经典著作是哪四部？

2. 中医为什么又称作"岐黄之术"？

病入膏肓

　　"'病入膏肓'这个词很难懂，别说小学生，就是许多大学生也不见得懂。这个故事听起来也比较费解，不过这个故事讲述的道理还是深刻的。"上古智者的一番话，让衣玲玲有摸不到东西南北的感觉，还没等她转过神儿来，上古智者就开讲了。

　　这个故事发生在春秋时期的晋国。

　　当时，晋国的国君晋景公得了重病。国君是什么呢？就是国外故事里的国王。这晋景公得了重病，梦见被恶鬼追，于是请来了巫医给他占卜，占卜的结果是秋收前就要死了。

　　一病不起的晋景公害怕了，很着急，这可怎么办呢？于是，他派人到秦国去，请求派个好医生来给他治病。

　　秦国国君知道了，马上就派了一名叫缓的医生，去晋国给晋景公治病。

　　当缓还走在去晋国的路上时，晋景公做了一个梦，梦见他的疾病变成了两个小孩。其中一个说："秦国派来的医

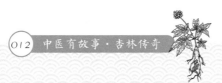

生就要到了，他医术非常高明，我担心他会抓住咱俩，那就完蛋了，该往哪里躲避呢？"

另一个小孩就说："那咱俩就躲到晋景公心的下面、膈的上面，叫'膏肓'的地方去好了。到了那地方，再高明的医生，也不能把咱们怎么样了！"说完两个小孩得意地呵呵笑了起来。

晋景公一下子从梦中惊醒，吓得一身冷汗。过了好一会儿才平静下来，安慰自己这只不过是一场梦。

缓很快就赶到了晋国。当来到晋景公的病床前时，看了看晋景公的面色，又仔细为他号了脉，沉思了一会儿说："大王，您的病太重了，已经发展到'膏肓'了。这个地方针刺达不到治疗效果，灸法也没有作用，服汤药同样不能发挥药效，已经错过了最佳的治疗时机，治不了了！"

听了缓的一番话，晋景公又想起了自己做的那个梦，很绝望，悲伤地点了点头说："你说得很对，真是个好医生呀！"并赠送丰厚的礼物感谢他，让他回秦国去了。

几天之后，病情越来越重的晋景公想要尝尝新收获的麦子。当侍从献上来后，他刚要吃，肚子就胀起来。赶紧去厕所，因"气陷"而死。太监第一个发现了死在厕所的晋景公，把他从厕所背了出来，结果太监成了陪葬的人。

讲到这里，上古智者看着紧皱眉头的衣玲玲。过了好一会儿，衣玲玲一声叹息地说："想不到晋景公那么相信巫师啊！"

上古智者忍住笑问道："还明白什么了？"

衣玲玲歪了歪脑袋，"'病入膏肓'就是说有病不能拖到医生都没有办法治了，才去请医生看病，那就只能死翘翘了。"说到这，衣玲玲一脸认真，"我还觉得这个故事在告诉人们，不仅是一个人对待疾病要早发现、早治疗，一个人对待小错误、小毛病也要及时去克服、去改正，绝不能发展到不可挽救的地步。"

上古智者竖起大拇指，毫不吝惜地为衣玲玲点个赞。

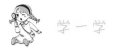

"病入膏肓"的故事出自《左传》。《左传》是我国古代一部叙事完备的编年体史书，更是先秦散文著作的代表。该书作者相传是春秋末期的史官左丘明，但仍有待考证，本故事记述于《左传·成公十年》。

"缓"：①缓，文中为医生名，秦桓公时期秦国名医。②做形容词，为宽松，宽大。现多可引申为慢，不急迫，与"急"相对。也有柔软、柔弱、不陡峭之意。做动词时，多为延期，延迟之意（如缓死：宽缓减免死刑；延长寿命）。也有下垂（缓耳）、苏醒（缓醒）、急慢（缓急）等多样意义。

说一说

1. "病入膏肓"的故事讲的是什么道理？
2. 晋景公的病为什么治不了了？

起死回生

"医生能够做到起死回生，那才是神医啊！"上古智者捋着胡子不紧不慢地说道。

"能让死了的人活过来，那怎么可能？也太神了吧！"衣玲玲半信半疑地小声嘟囔了一句。因为是上古智者说的，她哪敢说不信啊！

"小姑娘，你还别不信！我这就给你讲一个神医起死回生的故事。"上古智者不容置疑地看了看衣玲玲，就讲述起来。

我国古代有一位非常有名的神医，他叫扁鹊。

有一天，扁鹊在行医途中来到了虢国，听说这个国的太子生病去世了。于是，他走到宫门前去询问太子的属官中庶子："这位太子到底是得了什么病？为什么全城的老百姓都在参加祈祷求神的活动呢？"中庶子回答道："太子的病是气血不按常规运行，突然发作而造成内脏受伤害，正气不能打败邪气，所以突然昏厥死去。"

扁鹊得知这位太子死后还不到半天，并且尸体还未装

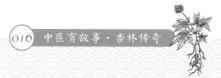

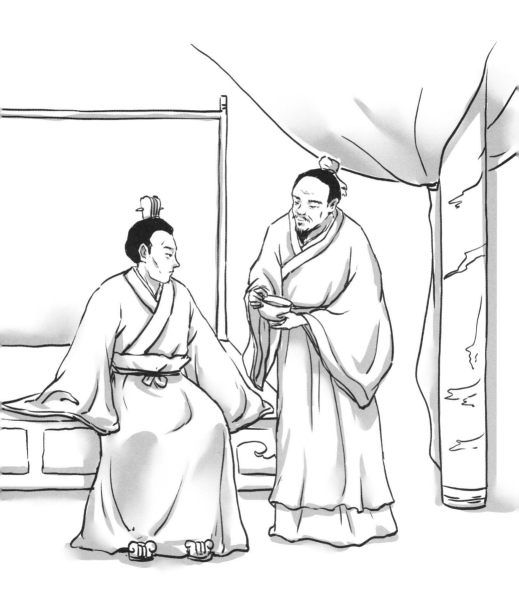

入棺材。沉思了片刻后，扁鹊对中庶子说："我可以让太子活过来。"

扁鹊的话让中庶子十分惊讶，觉得扁鹊是在骗他，让死人活过来这怎么可能呢！是根本办不到的事情，于是不耐烦地让扁鹊赶紧离开。

扁鹊叹息了一声，耐心地对中庶子说："诊断疾病的方法有很多，不能从一个角度看问题，只看表面看不到实质。如果你不相信我能让太子活过来，你可以进去试着听听他的耳朵，应该会有鸣响声，并且鼻子应该在一张一合地动，抚摸大腿应该还能感受到体温。"

中庶子听扁鹊这么一说，再也不敢怠慢，马上进宫报告给虢国国君。虢国国君听后大吃一惊，赶忙到宫廷门口接见扁鹊，激动地说："有关您崇高医德的故事我听说很久了，先生今天行医到了我们这个偏远小国，实在是我们的荣幸啊！"

扁鹊没有多言匆匆进宫，看到太子后对国君说："太子其实并没有死。"接着，让弟子子阳协助自己使用针刺的方式进行急救，选取百会穴进行针刺治疗。不一会儿，太子就苏醒了。扁鹊又让弟子子豹将准备好的药物敷于太子两胁下，太子便能够坐起来了，之后扁鹊又给太子配了药物，仅仅二十多天，太子的病就完全好了。

此事一传十、十传百，天下人都赞叹扁鹊是医术高超的神医，扁鹊却说："我并不能起死回生，这是他本身有活

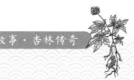

过来的希望，我只是治疗得法促使他康复而已。"

"这个故事告诉我们，所说的神医不仅医术高明，而且不会轻易放弃，才能做到如此起死回生。小姑娘，你听懂了吗？"上古智者看着认真在听的衣玲玲问道。

"看上去已经没希望的事情，但经过努力还是能够挽救回来。起死回生，是不是就是告诉我们这个道理啊？"

衣玲玲学着上古智者的声调说完，自己就呵呵地笑个不停，上古智者随之哈哈大笑起来。

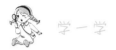

学一学

"起死回生"的故事出自《史记·扁鹊仓公列传》，作者是西汉史学家司马迁，这是一篇记叙古代名医事迹的合传。

早在两千多年以前，我们祖先就已经知道人体皮肤上有着许多特殊的感觉点，即"穴位"。这些由人体神经纤维的末端或者是血管聚集的一些地方，可以调整身体的感觉点就是穴位。穴位又名腧穴，"腧"有输注，转输之意，"穴"有空隙的意思。从中医的角度来说穴位是指可以在人体上进行针灸的部位。当身体出现不舒服时，刺激穴位可以治疗疾病，在身体正常情况下，按摩穴位可以强身健体。

说一说

1. 作为医生只要病人还有一点希望就应该怎么做呢?
2. "神医"是什么样的医生呢?

讳疾忌医

"生病，固然不是好事，但得了病就要去看医生。本来是小病，因为害怕扎针、吃药，一直逃避不去看医生，结果病情越来越重，有的甚至拖到治不了，后悔也来不及了。这就是讳疾忌医，现在有这样的人，古代也有这样的人，而且还是个大人物。"

"一个什么样的大人物啊？"衣玲玲好奇地问上古智者。

"小姑娘，莫急，听我慢慢道来。"上古智者故意停顿一下，看着衣玲玲急切的眼神，干咳了两声。衣玲玲见此，忙起身微笑着为智者斟上茶水。

"这个故事啊，还和扁鹊有关系……"

有一次，扁鹊去见齐桓侯。他在桓侯的旁边站了一会儿，瞧了瞧桓侯，然后说："您生病了，现在病还只是刚刚在皮肤表层，但是如果不赶快医治，您的病会越来越严重！"

桓侯听了扁鹊的话，笑着说："我身体很棒，没有病！"

扁鹊走了以后，桓侯对身边的人说："这些医生就喜欢欺骗没有病的人，说他们生病了。等到把不存在的病治好了，又来炫耀自己的本领有多大，医术有多么高明，我才不会上当呢！"

过了五天，扁鹊又去见桓侯，观察之后说他的病已经

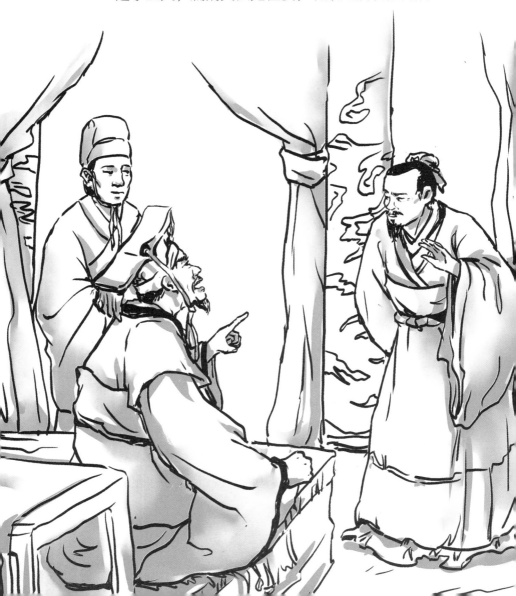

发展到血脉，如果不治病情很快还会加重。

桓侯这时候，虽然已经感觉到了身体有些不舒服，但是听到别人说自己得了病，心里还是很不高兴。所以，还是没有把自己身体不好的感觉说出来，扁鹊只好无奈地走了。

又过了五天，扁鹊去见桓侯，说他的病已经转到肠胃里去了，再不抓紧治疗，就会非常难治。桓侯这时候还是不承认自己的身体有病，还表现得特别气愤，仍旧不理睬扁鹊。

又是五天过去了，扁鹊去见桓侯时，发现桓侯病情又加重了。他没有靠近只是站在远处仔细地看了看，就转过身飞快地逃走了。

桓侯觉得特别奇怪，扁鹊怎么什么也没说就跑了呢？于是，派人去问扁鹊。扁鹊对来人说："病在皮肤、血脉、肠胃，不论针灸或是喝药，都还可以医治；病若是深入到了骨髓里，那还有什么办法呢？"说到这里，扁鹊长叹了一口气："现在桓侯已经病得太深了，就算是掌管生命的神也无法替他医治了。"

五天以后，桓侯浑身疼痛难忍，赶快派人去请扁鹊。但这时候，扁鹊已经离开了齐国。

没有请到扁鹊的桓侯后悔莫及地说："早知道会是这样，我就听扁鹊大夫的话了。"不久，桓侯就因为没有及时医治，最终去世了。

"齐桓侯，相当于一国的国君，还真是个大人物。怎么就是不听医生话，不承认自己有病，一来二去的命就没了。"衣玲玲觉得挺惋惜的。

"没有比生命更宝贵的，有病就要请医生诊治，才能使身体健康起来。千万不要像齐桓侯那样，讳疾忌医。"上古智者慈爱地摸了摸衣玲玲的头。

"我要是生病，一定不会怕打针吃药，我还会把这个故事讲给小朋友听，让小朋友珍爱自己的生命，健康快乐成长。"衣玲玲一脸认真。

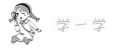 学一学

"讳疾忌医"的故事出自《史记·扁鹊仓公列传》。

"诊治"释义为诊断病情而加以治疗，最早出自《史记·扁鹊仓公传》："及文王病时，不求意诊治，何故？"诊，为断定病者疾病而进行的一系列诊断操作，如病史采集、体格检查、辅助检查等来查找疾病病因；治，在诊断疾病后采取的治疗方法或制订的综合性治疗方案。两者合用，高度概括了医者接诊后的操作流程。

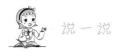说一说

1. 病在哪里用什么方法可以治呢？
2. 齐桓侯的病为什么不能治了呢？

对症下药

  "看病的时候一定要充分相信医生，认真按照医生的要求去做，这样才能够尽快治好病，早日恢复健康。因为，医生用药是很谨慎的，弄清了产生疾病的原因，才会开方用药。"接着，上古智者就给衣玲玲讲了一个对症下药的故事。

  东汉末年，有个特别优秀的医生，名叫华佗。

  有一天，一个叫倪寻和一个叫李延的人病了，一起到华佗那儿看病。两人的病情基本相同，都是感觉头很疼，伴有全身发热。

  华佗仔细询问他俩这两天都吃了些什么，做了些什么。问清楚后，却给他俩分别开了不同的药方。倪寻和李延很是奇怪，怎么药不同呢？就问华佗："我们病情一样，吃的药为什么有那么大的区别？你该不会是把药方开错了吧？"

  华佗听出了他们的疑问，问他们："你们生病前都做了什么？"

  倪寻一边回想昨天经历的事情，一边说："我昨天晚上赴宴回来，就感觉吃多了有点不舒服，今天起床之后就开始浑身发热了，头也很疼。"

　　"昨天晚上，我睡觉的时候感觉特别凉，可能是因为没关好窗户，没盖好被子的缘故吧。我记得很清楚，我今天早上起来就开始不舒服了，头特别疼，发烧很严重。"李延毫不犹豫地回答。

　　"这就很清楚了。"华佗解释说，"倪寻是因为昨天吃得

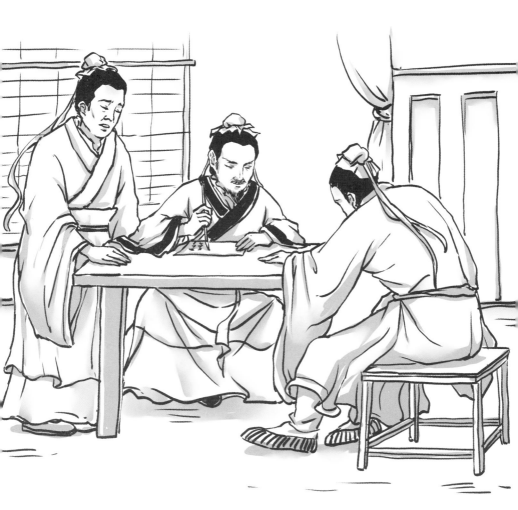

太多，肠胃消化不掉，这才会头疼，身上才会发热；而李延是因为睡觉时吹了凉风，才引起的感冒发烧，应该让他稍微出些汗。你俩的病看起来差不多，但是治疗的方法和使用的药物却有着特别大的不同，应该对症下药。治疗的办法不一样，所以使用的药物就不会一样啦！"

两人听完后一下明白了，觉得华佗说得非常有道理，回去之后安心吃下不同的药。第二天，两人的病都好了。

"我也明白了，有病千万不能自作主张乱吃药，要让医生对症下药才能治好病。我会把这个故事讲给同学们听的，而且……"说到这，衣玲玲故意不往下说了。

"而且什么啊？卖起关子了啊！还想不想听故事了？"上古智者悠然地喝了一口茶。

"而且让同学们回家把这故事讲给家长听，自作主张给孩子吃药的父母，是不是得知道对症下药啊！"衣玲玲一口气把话说完，还做了个鬼脸。

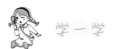
学一学

"对症下药"的故事出自《三国志》。该书的作者是西晋史学家陈寿，此故事出于《三国志·魏书·华佗传》。《三国志》是记载三国时期的曹魏、蜀汉、东吴纪传体断代史书，完整地记叙了自汉末至晋初近百年间我国由分裂走向统一的历史全貌。

"药方"释义

医生为治疗某种疾病而将多种药物以清单的形式列举出来，清单上包括药物的名称、剂量和用法。此清单上的基本内容即是医生治病所开的方剂。我们现在中医临床常用的药方为经方和验方。所谓经方即指以"医圣"张仲景为代表的我国历代名医所创的经典名方；而验方则是医师通过多年的临床运用，虽然不是经典方，但是临床实践验证了其疗效的处方。

 说一说

1. 有病了为什么要按照医生开的药方用药呢？
2. 有病了自作主张用药行不行呢？

坐堂医

"小姑娘，你知道'坐堂医'吗?"上古智者突然提出个问题。

"坐堂医、坐堂医，"衣玲玲嘟囔着，"我知道包公坐在开封府大堂上断案，不会是医生也坐在大堂上看病吧? 这怎么可能呢!"衣玲玲自嘲地笑了笑。

"小姑娘，你还真说对了!"上古智者点着头。"坐堂医，可是一段千古佳话。"衣玲玲一下子来了精神。

"坐堂医"，就是坐堂行医的意思。"坐堂医"一名可是大有来头，是与一位古代的好官、声名显赫的"医圣"有着密切联系。这是一个真实的故事，说的是东汉末年的"医圣"张仲景"坐堂行医"的感人事迹。

张仲景，从小就喜欢阅读医学书籍，他从史书上看到春秋时期名医扁鹊治病救人的故事很感动。于是，当一名治病救人的好医生，就成了他的理想。随后，他就拜同乡医生张伯祖为师，刻苦学习医学。

建安年间，张仲景在长沙做太守。当时瘟疫流行十分

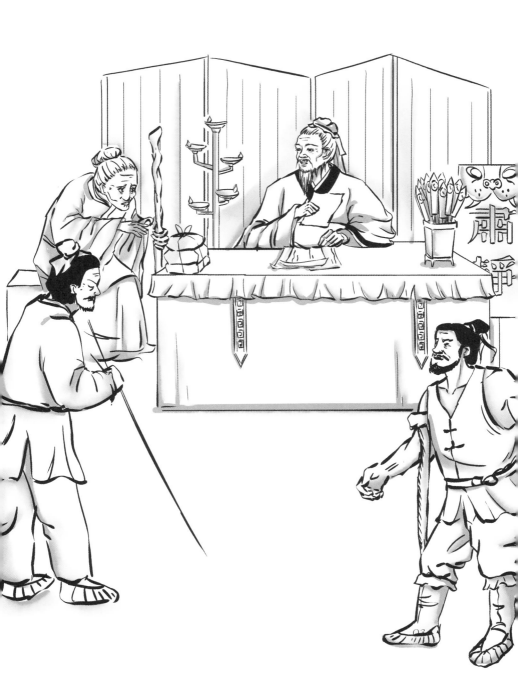

严重，到处都是被瘟疫夺去生命的人，老百姓几乎没了活路。张仲景见此情景很痛心，日思夜想怎么才能救助老百姓呢。

张仲景虽然会看病，可在古时候，做官的张仲景并不能随意进入民宅为老百姓治病。但为了救治苦难中的老百姓，张仲景想了一个办法，他公然打破了官府的规定，打开府衙大门，设立专门的日子，不办公事、不断案，让患病的老百姓进入官府大堂，为他们诊脉开方。

为了方便老百姓前来府衙就诊，张仲景还让衙役们贴出告示，每到初一、十五这两天，张仲景便坐在官府的大堂中，仔细地为老百姓治病。时间久了，他的举动不仅在当地产生了强烈的反响，全国各地的老百姓也纷纷来到长沙衙门里请他看病。后来，张仲景还在自己的名字前加上"坐堂医"三个大字，"坐堂医生张仲景"的美名传遍天下。

张仲景在府衙大堂上公开坐堂为老百姓看病的行为，得到了世人的赞誉，千古留下美名。千百年来，人们为了纪念张仲景的善举，便把在药店内为患者看病的医生，统称为"坐堂医"。

听完这个故事，衣玲玲沉思不语，上古智者也不说话，只是微笑着看着眼前的小姑娘，眼里闪烁着智者的光芒。

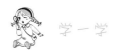

学一学

"坐堂医"的故事源于汉代建安年间，说的是"医圣"张仲景，他的故事在民间广为传颂，流传至今。他悉心研读《素问》《难经》等医学典籍，并结合自己的临床经验，写出了《伤寒杂病论》16卷，创造了辨证论治的治疗法则，被后世尊为"医圣"。《伤寒杂病论》是集秦汉以来医药理论之大成，并广泛应用于医疗实践的专著，是我国医学史上影响最大的古代医著之一，也是我国第一部临床治疗学方面的巨著。

说一说

1. 张仲景不仅行医还是做什么的？
2. 张仲景美名为什么会千古流传？

悬　壶

"小姑娘，听了'坐堂医'的故事是不是有想法了？"衣玲玲摇了摇头，又点了点头。

"嗯嗯，你这是几个意思啊？"上古智者幽默了一下。

"摇头不算，点头算呗！就是一个意思，您老人家说对了，有好多想法。不过还没想好，需要您老人家继续为我这个笨蛋小学生解惑哦！"衣玲玲歪着小脑瓜调皮地一龇牙。

"还说自己是笨蛋，解惑都懂得的小姑娘，那可是聪明得不得了。那我就继续为你解惑哦！"上古智者童心大起，也学着衣玲玲歪着脑袋一龇牙。

"要想学习中医，就要先知道'悬壶'……"衣玲玲入神地听着。

有一本《后汉书·方术列传》的书中，有这样的记载，是一个很有趣的故事。那是东汉的时候，一个叫费长房的人，有一天在酒楼喝酒。正喝得高兴时，一抬头，看见街对面店铺挂着个葫芦。

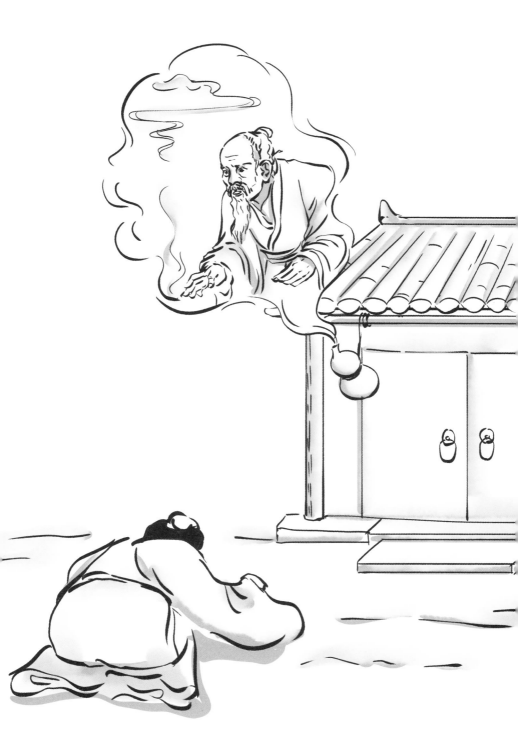

店铺的主人是一位老者，让他万万没想到的是，晚上收摊时，老者突然间钻进挂的葫芦里。费长房惊呆了，好一会儿才缓过神儿，心想这老者一定是位奇人，心中便有了一个想法，他一定要拜这位奇人老者为师。

　　老者从葫芦里出来后，费长房马上跪倒在地，请求奇人老者做自己的老师。费长房的真心实意打动了奇人老者，就决定收他为徒，将他带到了一处仙人洞府。费长房虚心地向奇人老者学习医术，学习了十几天就将医术都学会了。

　　当费长房回到故乡时，家人都以为他已经去世了，原来在仙人洞府十几天，就相当于平民世界的十几年。从此，费长房同奇人老者一样，能够为老百姓治愈各种疾病。

　　虽然这个传说充满了传奇色彩，但因为这个故事的流传，人们就将行医称为"悬壶"。后来，悬壶济世、治病救人，成为每一个医者心中的理想。

　　"悬壶济世"，不仅是一个传奇的故事，也是人们几千年来，对中医的一种赞誉，是每一个中医人都为之自豪、为之奋斗的理想。

　　上古智者望着远处，时光在他的眼前飞速流转。

　　"我想好了，也要做一个悬壶济世的人。"衣玲玲语气十分坚定。

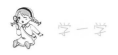

　　"悬壶"的故事出自《后汉书·方术列传·费长房传》，作者是南朝宋时期历史学家范晔。《后汉书》是历史类作品，属"二十四史"之一，与《史记》《汉书》《三国志》合称"前四史"。全书主要记述了上起汉光武帝建武元年（公元25年），下至汉献帝建安二十五年（公元220年），共195年的史事。

　　"济世"为救世、济助世人。出自《论语·雍也》"博施于民，而能济众"，意为尊重生命，广泛地施救疾苦民众，才能救济天下。词语"济世"单用可形容人有心怀天下的高尚品质，而"悬壶济世"则是颂誉医者祛除病人病痛，拯救病人性命。医者仁心，以医技普济众生，世人称赞，便有悬壶济世之说。

说一说

1. 古代行医的标识是什么？
2. "悬壶"为了什么？

杏林春暖

"哈哈！好！好！好！"上古智者连声说道，"既然小姑娘决心已下，我就带你走进杏林。"

"去杏林干什么？我可不喜欢吃杏，我很怕酸哦！"衣玲玲有些莫名其妙地看着上古智者。

"哈哈！听完'杏林春暖'这个故事，你就明白了'杏林'是多么美好。"

东汉三国时期，有一位医生名叫董奉，他可是了不起的人，与"医圣"张仲景、"神医"华佗齐名，并称"建安三神医"。

董奉是一个不爱慕钱财，不贪图名利的人，专心研究医术。年轻时，因为不想做官，便隐居在庐山。他在钻研养生之道的同时，帮助老百姓治病，救人无数，受到老百姓的真心称赞。

东汉末年的时候，天下大乱，刀兵四起，连年的战争让老百姓难以有稳定的生活。董奉很理解百姓生活的不易，非常同情他们的遭遇。面对这些穷苦的老百姓，他主动提

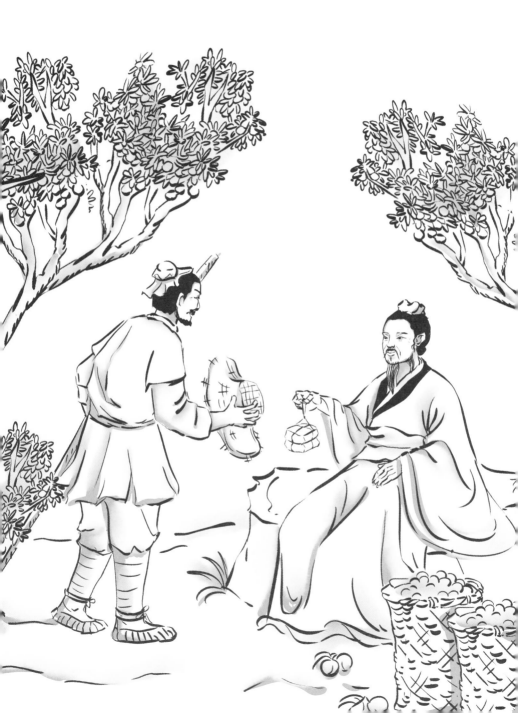

出，凡是前来看病的不需要准备钱财，只要病治好后，在他家附近的山上种植杏树就可以了。病情较重的栽杏树五棵，病情较轻的栽杏树一棵。历经数年，几万余棵杏树蓬勃生长起来。

每到春天来临，那一片杏树就会开花结果黄澄澄一片。董奉便在杏林中修建一个粮仓，并贴出一告示：买杏不需告知董奉本人，用相同重量的粮食换取杏果即可。

人们都按照董奉张贴告示的要求，欢欢喜喜地进行交换。可总有个别人想要贪图便宜，拿的粮食少而取的果子多。每当有这样的人出现，林中的老虎就会怒吼着跑出来，去追逐贪图便宜的人，吓得其狼狈逃跑。杏果在途中散落，等这人回家再称量杏果时，往往和换取的粮食重量是一样的。

要是去偷杏，那后果就更严重了，老虎会一直追到偷杏人的家中将其咬伤。家人发现后就将杏果如数送还，董奉便会去救治，对偷杏的人不予追究。

董奉用每年杏果换取的粮食，再去救济那些穷困的老百姓。人们为了感激他的高尚品行，自发地将写着"杏林春暖"的牌匾挂在他家门口。

从此，"杏林春暖"的故事广为流传，董奉和他的杏林故事已成为世代中医人所追求的一种高尚医德。所以，现在人们常用"杏林春暖"称赞医生，行医之人也会用"杏林中人"自称。

"原来'杏林'是用来赞美救死扶伤的好医生哦！"此时，衣玲玲又想到了橙黄甜软的杏果，感觉是那么的甜美。

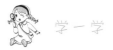

　　"杏林春暖"的故事出自《神仙传》，作者是东晋道教学者、著名炼丹家、医药学家葛洪。此故事详述于《神仙传》第六卷《董奉》。这是一部古代志怪小说集，共10卷，书中收录了我国古代传说中的92位仙人的故事。

　　"医德"本义即医务人员的职业道德，是医务人员应具备的思想品质。中医药学是中华文明的瑰宝，不仅包括物质层面的传承，也涵盖精神范畴的内容。其中，源于临床实践的医德便是一笔宝贵财富。古人有云，"夫医者，非仁爱之士，不可托也；非聪明理达，不可任也；非廉洁淳良，不可信也""大医精诚""无恒德者，不可以作医"等诸多描述，都在方方面面体现了为医者的道德品质先于医术本身，再到今天的"人民至上，生命至上""健康中国"等理念，都体现着医德文化的传承，也是当今医者临床实践的根本原则。

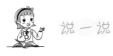 说一说

1. 为病人治好病后种植杏树的目的是什么?
2. 中医医生为什么会以"杏林中人"为自豪?

橘井泉香

"小姑娘，想什么呢？"上古智者微笑着，在衣玲玲的小脑瓜上轻轻拍了一下。

"我想吃杏！"衣玲玲一副馋得要流口水的样子。

"哦！刚才谁说的不想去杏林，不喜欢吃杏，怕酸来着？"上古智者瞪大眼睛问道。

"反正不是我说的，杏是最好吃的水果啦！"衣玲玲晃着小脑瓜不认账。

"小赖皮！不过有转变，喜欢了就好。我再给你讲一个中医有趣的典故。"衣玲玲端坐起来静静地听着。

在西汉文帝时，有一位本事很大的能人，名叫苏耽。他不仅医术高明，又特别乐于助人，而且善于学习研究养生之道，达到十分精通的程度。苏耽就是因为品行出众，做了很多好事，经常受到老百姓的夸奖。上天知道了他的所作所为，就决定让他得道成仙。

成仙升天那是多大的好事啊！可他因为心系百姓，预见到了未来老百姓将要遭难，所以并没有一走了之。临行前，在辞别母亲时，他告诉母亲："明年天下将要流行严重的瘟疫，咱们家院中的橘树和井水能够治疗瘟疫。患瘟疫病的人，前来求取药物，您就给他喝下一碗井水，吃下一枚橘叶，就能治愈了。"

第二年，果然像苏耽所说的那样，瘟疫真的流行起来了，十分严重，好多好多的人都病倒了。苏耽的母亲想起了儿子升天前的交代，就按照他的嘱托，悉心照料一批又一批来自四面八方求药的人。这些患病的人不管多么严重，喝下井水吃下橘叶后都神奇地好了。

从此以后，人们就习惯用"橘井泉香"四个字，来称赞中医医家治病救人的美德和功绩。众多医家将它书写在匾额上表明志向，中医学历史上也就有了"橘井泉香"的

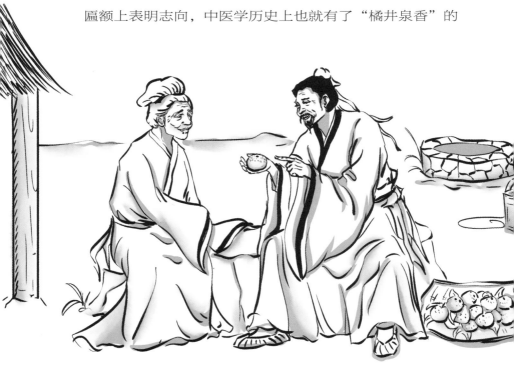

典故。

在古代，与中医学相关的图书常常用"橘井"来命名，现在的一些中药房内，仍能在显眼处看到悬挂"橘井泉香"的牌匾。

"把老百姓放在心上的医生，人们永远都不会忘记。中医的故事不仅神奇，听了还真是挺受教育啊！"衣玲玲闭上眼睛，不知道又在想什么呢？

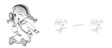 学一学

"橘井泉香"的故事出自《列仙传》。作者是西汉史学家刘向，此故事记述于《列仙传·苏耽传》。本书主要记述了上古三代、秦、汉之间的70多位神仙的重要事迹及成仙过程，在开创仙人题材小说、形成富有意义的文学母题、创作思维、仙道思想等方面对后世产生了深远影响，具有较高的文学价值。

"养生"出自《庄子·养生主》："得养生焉。"原指追求精神的自由，达到中正和谐的状态。现代养生的含义是以中、西医学理论为指导，用健康科学的图文、音乐、行为、活动、药械、饮食等，通过调整个人生活习惯、生活环境及心理状态，来调理身心，达到未病先防、消除不适、解决病痛、病后复原的保健目的。

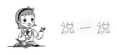 说一说

1. 为什么人们会用"橘井泉香"来称赞中医？
2. "橘井"是什么地方的特有名词？

苍生大医

"小姑娘，你要是想立志做医生，就要做一名好医生，凡是从事中医的人，都希望自己成为苍生大医。"上古智者认真地说道。

"苍生大医？苍生大医是什么医生啊？"衣玲玲好奇地问上古智者。

"苍生大医，也是一个有名的中医典故。我给你讲完这个故事，你就知道了什么是苍生大医，懂得了苍生大医有多么令人尊敬。"

这个故事的主人公是唐代的孙思邈，一直以来都被人们称为"药王"。能有"药王"美誉的医生，那该有多么了不起。

孙思邈年少时就聪明过人，他热爱读书学习，非常喜欢医学，立志学医，读了好多的医学书籍。由于他刻苦钻研，医术提高得非常快，二十岁就能为乡亲们治病了。

孙思邈不同于大多数医生只是擅长对某些疾病的医治，他对内、外、妇、儿、五官、针灸各科疾病，样样精通。

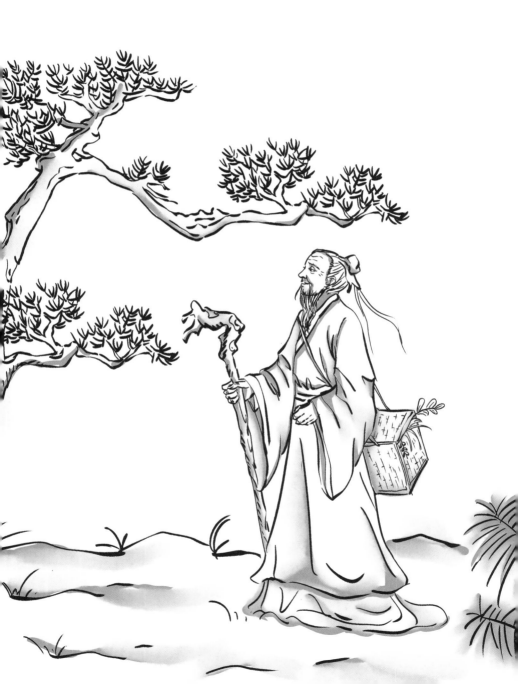

他一生勤奋努力，有二十四项医学成果，开创了中华医药学的先河。

他是一个不贪图享乐、不怕吃苦的人，一生的精力都用在了研究药物上。为了专心研究药物，更好地为老百姓治病，他曾隐居太白山里。白天给病人看病，晚上出去采药试药。爬山越岭，攀藤过崖，天黑路滑，蚊虫叮咬，还有猛兽出没，该有多么危险啊！采回来药他还要以身试药，看是否有毒、疗效怎样。

孙思邈就是用这样为医学献身的精神，一生取得了巨大的成就，被后人称为"药王"。他通过实践撰写出的医学著作《千金要方》，是中国历史上第一部中医临床医学的百科全书。

人们尊敬和赞美孙思邈，不仅因为他有高明的医术，更是他有高尚的医德，一切以治病救人为先。对前来求医的人，不分身份高低、年龄大小、关系远近，都平等相待。他出外治病，不论白天夜晚，也不管刮风下雨还是大雪飘飘，饥渴、疲劳全都不顾，只为了去救助病人。

有一次，孙思邈治好了长孙皇后的病，唐太宗皇帝高兴得不得了，一定要赏赐他官位。但孙思邈不愿在朝为官，他的志向是奔走四方为老百姓送药治病。于是，他向皇帝表明了自己的想法，婉言谢绝了太宗赐给的官位。

太宗听了孙思邈的解释，也不好强求，便赐给他千两黄金、绸缎百尺，并在皇宫中大摆宴席。一来是表达对孙思邈的感谢之意；二来是庆贺皇后身体康复。孙思邈再一次拒绝了太宗赐给的黄金和绸缎，离开了皇宫，又踏上了悬壶济世、治病救人之路。

多少年过去了，人们为了纪念这位中华伟大的医生，很多地方修建了药王庙，以表示对他的敬仰。同时，还将像孙思邈那样不慕名利、执着钻研医术、医德高尚的医生尊称为"苍生大医"。

讲到这里，上古智者停了下来，笑而不语地看着听得出神的衣玲玲。

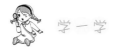

学一学

"苍生大医"的故事出自《备急千金要方》，简称《千金要方》《千金方》。作者是唐代孙思邈，此故事详述于书中首篇《大医精诚》篇，是中医伦理学的基础。

孙思邈认为生命的价值贵于千金，而一个处方能救人于危殆，价值更当胜于此，因而用《千金要方》作为书名。《千金要方》是中国古代中医学经典著作之一，书中所载医论、医方较系统地总结了唐代以前的医学成就，是一部科学价值较高的著作，对后世医家影响极大。

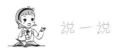说一说

1. 怎样才能成为苍生大医呢?

2.《千金要方》为什么取名"千金"呢?

青　囊

"苍生大医，苍生大医，我一定要做苍生大医。"醒过神的衣玲玲说完了，还用力挥动了一下紧握的右拳。

"只要你有决心，去努力，将来你一定会成为现代的苍生大医。不过，苍生大医的路不可能是一帆风顺的，甚至有可能会掉脑袋的哦！"上古智者的话，让衣玲玲很吃惊。

"你不太相信？其实我也不愿相信这是真的。"上古智者又讲起了故事。

唐代有个著名诗人，他就是刘禹锡。刘禹锡在文学创作上的成就就不用说了，只要翻开中国古代文学史，刘禹锡的名气是很大很大的。可好多人只知道他诗文俱佳，并不知道他的医术也是很了不起的。

他有这样一首诗，就曾提到过青囊之名。"青囊"是什么？"青囊"和医学有什么关系？读完刘禹锡的诗就明白了。诗中写道，"案头开缥帙，肘后检青囊。""青囊"，简单来说，是一个青色的袋子。在古时候，"青囊"常常是行医之人装书的袋子，久而久之也用来代指医书了。

青囊这个中医典故，说起来有些悲壮，因为与古代医学大家华佗有关。

华佗，是东汉时的一位名医，有着不平凡的经历。华佗是一个不求名利的人，一门心思都用在了对医药的研究和治病救人上。因为行医时要奔走于全国各地，常常会把自己多年积累下来的行医笔记，装在一个青色的布袋里，带在身上方便自己及时查阅。

他一路走来，为很多的老百姓解除了病痛，也记下了很多的笔记，这都是珍贵的医学财富。

可天有不测风云，当时的一代枭雄——曹操，患有头风病，请华佗为其治病，华佗要给曹操做开颅手术，曹操怀疑华佗有谋反之心，把他关押入狱。监狱里负责监管的狱卒，同情华佗的遭遇，对华佗十分敬重，这个狱卒悉心地照料华佗。但是，曹操就是不放过华佗，决意要杀死华佗。

华佗知道自己是难逃一死了，他想得最多的是如何将自己行医记下的笔记，这些宝贵的医学资料保留下来，流传于世造福后人。在执行死刑前的那个夜晚，华佗把那个同情他照顾他的狱卒叫到身边。华佗对他说，感激其给予自己的照顾，郑重地将书稿《青囊经》交给了狱卒，拜托狱卒要将自己花费毕生心血写出来的治病良方保存下来。但是狱卒害怕被处罚、受酷刑，不敢接华佗的手稿。华佗于是要来火，把《青囊经》一把火烧了。

为了纪念华佗，人们就借用了这个历史典故中"青囊"一词，用那个装满仁心智慧的青色布袋子作为医术和医书的代称。

"我看过少儿版的《三国演义》，本来就不喜欢曹操，听了《青囊》这个中医典故，就更加不喜欢他了。曹操杀了华佗，天理不容！"衣玲玲气得小脸通红，眼里都是愤怒。

"小姑娘还挺有正义感的哦！这个典故就是这个意思吗？"上古智者瞪大眼睛看着衣玲玲。

"嗯嗯，当然不是啦！"衣玲玲拉着长音，小脑瓜立刻转动起来，"其实嘛！最重要的是，青囊不仅仅是说医术和医学，更是一个医者的信念和志向。我说得对吗?"衣玲玲不太自信地轻声问道,偷眼看着上古智者的表情。

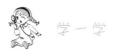 学一学

　　《青囊》的故事描写的是三国时期的"神医"华佗,其典故名于《青囊经》,但此书籍现已大多失传,仅保留下"五禽戏"等记载。现有文献记载,华佗擅长外科手术,发明了麻沸散,开创世界用麻醉药的先例,是我国外科医学的鼻祖。

　　"五禽戏"是中国传统导引养生的一个重要功法,其创编者为华佗,是在《庄子》"二禽戏"的基础上创编而成。"健身气功·五禽戏"的动作编排按照《三国志》的虎、鹿、熊、猿、鸟的顺序,动作数量按照陶弘景《养性延命录》的描述,每戏两动,共10个动作,分别仿效虎之威猛、鹿之安舒、熊之沉稳、猿之灵巧、鸟之轻捷,力求蕴含"五禽"的神韵。现代医学研究表明,作为一种医疗体操,"五禽戏"不仅能使人的肌肉、关节得以舒展,而且还能提高心肺功能,改善心肌供氧量,促进组织器官的正常发育。2011年,华佗五禽戏经国务院批准列入第三批国家级非物质文化遗产名录。

说一说

1. 华佗是被谁杀害的?

2.《青囊经》流传下来了吗?

不为良相　愿为良医

　　"小姑娘，你说得很对！信念坚定、志向远大的人，都希望自己可以为国家做出贡献，即使不能为国家做出造福于民的大事，也要为老百姓多做些有益的事情。"

　　"'不为良相，则为良医'的中医故事，说的就是这个道理。小姑娘，良医、良相你懂吗？"说到这，上古智者捋了捋胡须。

　　"良医，我知道啊！那是好医生的意思。良相是什么呢？"衣玲玲的小脑瓜里又飞转起来，"哦！我好像明白点了，曹操就是丞相哎！相，一定是当官的意思啦！良相，对啦！就是好官的意思。"衣玲玲自信地看着上古智者。

　　"不错，给你个优+，是不是再给你一朵小红花啊！"还没等上古智者话音落地，"耶！就这么愉快地决定了，呵呵！"衣玲玲抢过话头，开心地笑了起来。

　　看着古灵精怪的衣玲玲，上古智者心头升起一阵喜悦，开始讲述这个流传久远的中医经典故事。

　　提起范仲淹，在中国历史上可是赫赫有名。他是北宋年间著名政治家、思想家、军事家、文学家、教育家，谥号"文正"，被称为"宋代官场的啄木鸟"。我们都知道，啄木鸟是专门吃树木中的害虫，是一种人们非常喜爱的益

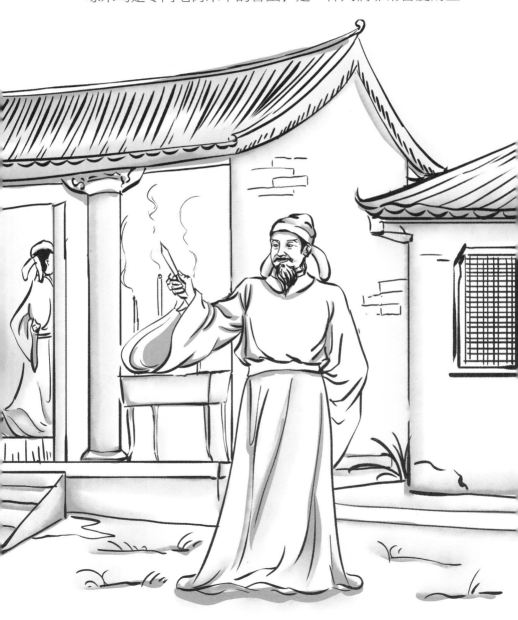

鸟，保护着树木不受害虫的侵害，守护着树木茁壮成长。

"官场的啄木鸟"，是什么呢？因为官场中也有"害虫"，就是贪官、欺压老百姓的坏官，有了这些贪官、坏官，老百姓就没有好日子过了。范仲淹就是清理官场中这些"害虫"的好官，他像啄木鸟一样，像清理害虫一样毫不留情地惩治那些贪官、坏官，受到老百姓的拥护和爱戴。

范仲淹幼年时家中很穷，在他很小时候，父亲就去世了，四岁时随母亲与继父搬到长山居住。那时候，他酷爱读书学习，但是由于家中贫困，没有钱上学，只能在寺庙中读书。

范仲淹很喜欢思考，读起书来就会入迷常常忘记吃饭。他便想了一个办法，在晚上用一些小米煮粥，天亮后粥也就凝固了，再用刀切成四块，早上吃两块晚上吃两块，再吃一些野菜来填饱肚子。范仲淹就是在这样艰苦的条件下，坚持读书学习。

长大以后，范仲淹终于可以来到书院继续读书学习了。那时冬天特别冷，熬夜读书容易疲倦犯困，他为了可以清醒地读书，就用冷水洗脸，赶走困意，继续读书。

在书院读书很清苦，经常没有东西吃，有时只能喝米粒很少的粥来填饱肚子。他就像小草一样，"野火烧不尽，春风吹又生"。正是因为他不怕困难，不畏艰苦，克服学习道路上遇到的坎坷痛苦，才有了他以后的成功。

有一次，范仲淹去求签，他想当宰相，但抽的签是下签，他就说："既然不能做宰相，那就做良医吧。"有人很是好奇地问他："读书人立志做一名宰相是理所应当的事情，为什么还要做一名好的医生呢？"范仲淹回答道："有这样一句话，人尽其才，物尽其用。我想要有济世救人的能力，为老百姓谋幸福，最好的选择便是去做宰相。求签时说我不能做宰相，那么，我认为要实现不管在哪里都能济世救人，真心为老百姓做事的愿望，那就去当一个好医生。一个好的医生，可以为天下所有的人治好疾病，免除痛苦，只要能为老百姓做事就好。"那人听后觉得很有道理。

"良相与良医都是济世救人，都是真心去为老百姓做事情、做好事情，只是途径不一样。范仲淹能这么去想，这是他的志向所决定的，就是他那著名的诗句所表达出来的家国情怀。"上古智者的眼里流露出赞叹的目光。

"先天下之忧而忧，后天下之乐而乐。"衣玲玲轻声咏诵起来。她深思了片刻动情地说："这句诗我不知道读过多少遍，今天我才有了真正的理解。我要学习范仲淹'有志者，事竟成'的恒心，努力学习，成为对国家和人民有用的人，一个胸怀天下的人。"

"衣玲玲，医灵灵，一代苍生大医！"上古智者心中反复地默念着，他慈祥的目光里，闪烁着温暖的希冀……

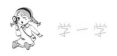

"不为良相，则为良医"的故事出自《能改斋漫录·文正公愿为良医》，作者是宋人吴曾。本书是宋代著名的私人笔记，其征引广博，资料丰富，常为后代编写史书者所引用。

"先天下之忧而忧，后天下之乐而乐"出自宋代范仲淹《岳阳楼记》，其原文意思是说为官者（作者当时的身份）应把国家、民族的利益摆在首位，为祖国的前途、命运分愁担忧，为天下人民幸福出力，表现出作者远大的政治抱负和伟大的胸襟胆魄。对于范仲淹来说，"先天下之忧而忧，后天下之乐而乐"是他的新政，是他落实在每一处为苍生谋福利的行动；对于霍去病而言，"先天下之忧而忧，后天下之乐而乐"，是每一次舍生忘死的战斗，是他"匈奴未灭，何以家为"的具体行动。

说一说

1. 良医与良相都是什么样的人？

2. 范仲淹是怎样成才的呢？

衣玲玲的烦恼

　　一场故事会，让衣玲玲一下火了，从此一发不可收，衣玲玲从自己班级讲到全校。杏林传奇故事，一时间成了同学们津津乐道的话题，衣玲玲也成了同学们崇拜的偶像。每场故事会结束时，参加故事会的同学，都会爆发出热烈的掌声，呼喊着"衣玲玲太棒了""衣玲玲讲得太好了""中医故事太奇妙了"……赞誉声连连不断。同学们都围拢着衣玲玲，争先恐后让衣玲玲签个名、合个影，衣玲玲成了校园的故事明星。

　　衣玲玲很开心，但她并没有因此沾沾自喜，因为她知道这是源于中医的魅力，杏林传奇故事深深地吸引了同学们。所以，衣玲玲更加努力去讲好每一个故事。随着时间的推移，衣玲玲将上古智者说给她的故事，在全校都讲完了，衣玲玲总算长出了一口气。可是，同学们对杏林传奇故事产生了浓厚的兴趣，都希望衣玲玲继续讲新的故事。

　　衣玲玲是很想继续讲下去，但是没有新故事了，同学们又是那么热切，衣玲玲陷入烦恼之中。这时，她又想起上古智者，每天都期待着梦里再见到那个神秘慈祥的上古智者。

这天放学回来，衣玲玲满脸的愁云。爸爸见女儿如此模样赶紧问道："宝贝女儿怎么了？哪里不舒服？"衣玲玲看了爸爸一眼："没怎么啊！就是不舒服。"

晚饭后，衣玲玲依旧还是闷闷不乐，洗漱后就回房间了。"我去问问这丫头，究竟是怎么了。"妈妈说着就要进衣玲玲的房间。"你还是别去了。"爸爸拦住妈妈。

"我怎么不能去啊！不弄清楚我睡不着。"妈妈很不满意地看着爸爸。"还是我去，我去，一定给你问明白啊！"爸爸轻轻地敲了一下女儿房间的门，"宝贝女儿，爸爸可以进去吗？"

"我睡着了，有事明天再说吧！"衣玲玲漫不经心地回答着。妈妈一听火就上来了，"睡着了还能说话？我就要今天说。"

"宝贝女儿说明天说就明天说，晚安！"爸爸拉着极不情愿的妈妈回到他们的房间。

衣玲玲叹了一口气，心里说："老妈。女儿的心思你不懂，问了也白问，徒增烦恼。你的心思女儿懂，晚安，老妈！"

不知道数了多少只羊，衣玲玲进入了梦乡。

五毒俱全

　　浩瀚时空，星辰闪烁。飘忽中的衣玲玲，突然眼前一亮，哇！上古智者，我终于又见到您老人家了！衣玲玲蹦跳着奔到"智者亭"前，扑倒在地："上古智者老先生，请受小学生衣玲玲一拜。"

　　"哈哈！快起来，快起来！衣玲玲、医灵灵，我们又见面了。"上古智者大袖轻轻一带，衣玲玲就站起来赶紧上前，为上古智者把茶斟上。

　　"太开心了，终于又可以听故事了，烦请您多多讲讲中医的故事。"衣玲玲急不可待地说。

　　"好！好！好！"上古智者微笑着，一连说了三个"好"，深邃的目光里充满了希冀的光彩。衣玲玲尽管还不能完全理解，但她知道"好"中一定是含义深刻，心中默默地说："玲玲绝不辜负您的厚望！"

　　上古智者看着衣玲玲渴望的眼神，并没有开始讲故事，而是提出一个问题："衣玲玲，你知道什么是'五毒俱全'吗?"

"嗯嗯，这，老先生，什么意思啊？讲故事提什么问题啊？和中医有关系吗？"衣玲玲心中疑惑不解。

"'五毒俱全'吗？"衣玲玲嘟囔着，脑子里极力搜索。突然灵光一现，在一本书里形容十恶不赦的坏人是这么说的，"吃、喝、嫖、赌、抽，就是'五毒俱全'？"衣玲玲顺嘴就说了出来。

"呵呵，还有说是坑、蒙、拐、骗、偷吧？"上古智者对衣玲玲的回答好像是意料之中。衣玲玲没有回答，只是用期待的目光等着上古智者讲述下去……

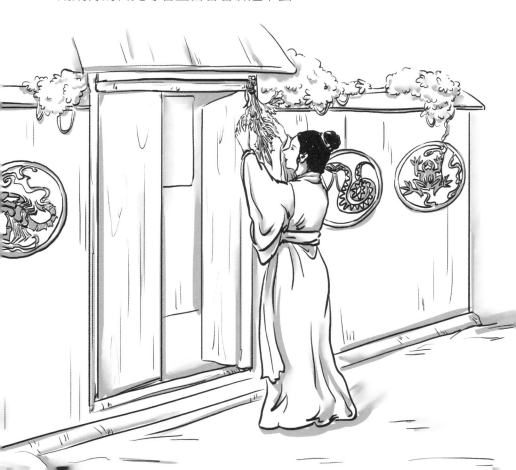

"五毒俱全"，这是一个几乎所有人都会用的词，也都会理解为吃、喝、嫖、赌、抽，或者是坑、蒙、拐、骗、偷，这种"五毒俱全"之人，可以说是"死有余辜"了。但是，"五毒"到底是什么呢？还有人认为是"蛇、蝎、蜈蚣、壁虎、蟾蜍"。而中医所说的"五毒"却和这些没有任何关系。

　　那"五毒"究竟是什么呢？最初意义上的"五毒"，是指主治外伤的药性猛烈之药。《周礼·天官》中就有记载，是这样说的："凡疗疡，以五毒攻之。"这里的"五毒"，就是用胆矾、丹砂、雄黄、礜（yù）石、磁石五种矿物药炼制的外用药。在这五种矿物药中，胆矾去腐蚀疮，丹砂又称朱砂，具有清心镇惊、安神、明目、解毒的作用，雄黄解毒杀毒，磁石主镇静安神。所谓的"五毒"并不是每种药材都有剧毒，比如丹砂、磁石并无太大毒性，但是五种药材通过加工之后合成，其药性就极其强烈。古时医者，将这五种药材放置在坩埚之中，连续加热三天三夜之后产生的粉末，即是五毒的成药。此药涂抹患处，据说有相当好的疗效。很显然，"五毒"之名虽然张牙舞爪、面目狰狞，却有救人性命的效能。说是五毒，却可以以毒攻毒，最后成了良药。

　　民间传说中的"五毒"是五种动物，它们分别是青蛇、蜈蚣、蝎子、壁虎和蟾蜍。其实，把这五种动物合称为"五毒"是古人的一种误解。因为，壁虎是无毒的，却被认为是剧毒物。这就像鹤顶红是无毒的东西，却被认为是剧毒物一样。民间传说认为五月是五毒（蝎、蛇、蜈蚣、壁虎、蟾蜍）出没之时。

有这样一首民谣，"端午节，天气热，五毒醒，不安宁"。为此，每到端午节，民间要用各种方法来预防五毒之害。一般在屋中贴五毒图，以红纸印画五种毒物，再用五根针刺于五毒之上，即认为毒物被刺死，再不能横行了。民间还有在衣饰上绣制五毒，在饼上戳五毒图案，均含驱除之意。有的地方的人们用彩色纸把五毒剪成图像贴在门、窗、墙、炕上，门梁上悬挂新鲜的"艾蒿"，在孩子的手腕、脚腕系上五彩线绳，以避毒物邪气，保护家人无忧、孩子安康。

"哦！'五毒'一词包含了这么多的含义啊！"衣玲玲眨了一下眼睛在想着什么。

"哦！小丫头，你想到了什么？"上古智者学着衣玲玲的语气，也眨了一下眼睛。

"做人，别说'五毒俱全'，一毒都不行！治病嘛，必须'五毒'俱全才能医好。不过呢，我还是喜欢端午节祛除'五毒'的民俗文化，因为我觉得这符合中医的道理，至于什么道理我早晚会明白的。"衣玲玲沉思了起来。

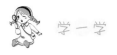

艾 蒿

民间自古相信艾蒿有避邪的效果，所以在端午节的时候，会在门口吊一束枝叶，其中就有艾蒿。事实上，艾蒿在民间的用途很广，它的香味具有驱蚊虫的功效，可以用于药草浴，可以煮茶来喝，也可做成艾蒿糕等。一般针灸中的灸，就是拿艾蒿点燃之后去熏、烫穴位，民间传统拔火罐也是用艾蒿作为燃料，可见艾蒿在民间疗法中的重要性。

说一说

1. 中医所说的"五毒"是什么？
2. 中医"五毒"用来做什么？

薏苡明珠

"小丫头，你吃过薏米吗?"上古智者轻声问道，将衣玲玲从思考中唤醒。"薏米?什么薏米啊?"衣玲玲一脸的懵懂。

"这个你应该知道，薏米是一种粮食，也是一味中药，还有一段历史故事。"上古智者笑眯眯地讲述起来。

东汉时期，有一个非常有名的将军，名叫马援，被封为伏波将军。这一年，马援领兵到南疆打仗，由于水土不服，军中兵士患病者甚多，很是影响作战。马援听说，在当地民间有一种用薏苡治瘴的方法，就让患病士兵服用，用后果然疗效显著。

马援平定南疆凯旋时，特意带回几车薏苡药种，打算种植用。人们以为这是南方土产的奇珍物种，权贵们都观望着。那时，马援深受皇帝宠信，所以没人敢报告朝廷。谁知马援死后，朝中竟有人无中生有，诬告他带回来的几车薏苡，是搜刮来的大量明珠。皇帝听后大为震怒，马援妻子和儿子们惶恐畏惧，不敢把马援灵柩运回旧坟地安葬，只买了城西的几亩地草草埋葬了事，亲朋好友也不敢前去吊唁。马援妻子和儿子，被草绳捆绑在一起到朝廷请罪。当皇帝拿出那份诬告书才知是有人挟怨诽谤，马援的妻儿已前后上书诉冤六次。

当时，这一事件，朝野都认为是一宗冤案，故把它说是"薏苡之谤"。白居易也曾在《得微之到官后书备知通州之事怅然有感因成四章》中写有"薏苡谗忧马伏波"的诗句。

薏苡是什么呢？是一味具有良好渗利作用的药材，《神

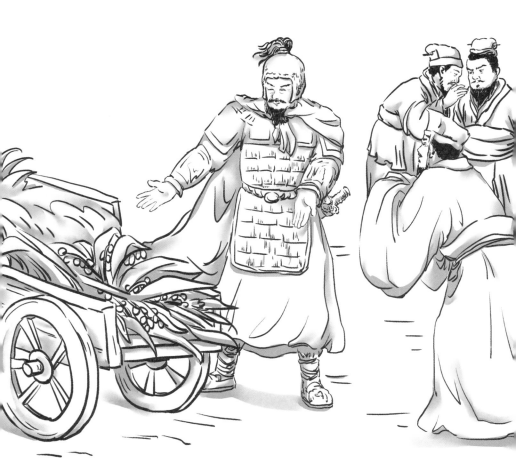

农本草经》中就有记载，薏苡是禾本科植物薏苡的种仁，果卵形，灰白色，像珍珠，供食用、药用，也称之为"薏米""薏仁米""苡米""苡仁"。薏苡仁对身体很滋补，入药有健脾养胃、清热利尿等功效，还可美容养颜，它的根和叶都有药用价值，薏苡仁酯对癌症也有一定的抑制作用。

"因为薏苡造成了一件大冤案，这个大冤案又让'薏苡明珠'成为千古流传的历史故事。"说到这里，上古智者端起茶杯，衣玲玲赶紧上前为上古智者斟上茶水，然后说道："这马援大将军生前是大英雄，死后也很了不起！"

"哦！马援死后怎么了不起呢？"上古智者很感兴趣地问道。

"是很了不起啊！因为他死后有人制造了冤案，有了历史故事，才让人们都知道了薏苡的中药作用。所以，他很了不起啊！死后还能通过这个故事传播中医药文化哎！"衣玲玲十分认真地回答着。

"哈哈！好一个传播中医药文化。"上古智者十分赞许地开怀大笑起来。

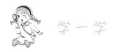 学一学

瘴疟

瘴疟，病症名，是疟疾的一种。本文中瘴疟之气，

指的是在岭南区域的山岚疠毒之气。人体若是长期处于这种环境中，被空气中的湿热之气熏蒸容易感染疟疾。

 说一说

1. "薏苡"是什么？
2. "薏苡"有什么作用？

沁人心脾

上古智者抿了一口茶，看了看四周环境随口说了一句："小丫头，你觉得我们这里的空气有一种什么感觉？"

"那还用说吗？这世外桃源的空气啊！四个字'沁人心脾'。"衣玲玲张口就来。

"那你说'沁人心脾'还有什么意思啊？"上古智者笑眯眯地看着衣玲玲。

"哎哟！今天听故事不是这么简单哎！要回答问题呀！"衣玲玲心里想着，嘴上却不敢怠慢，赶紧回答说："'沁人心脾'是指芳香凉爽的空气、饮料或花香使人感到舒适。也形容诗歌和文章优美动人，给人清新爽朗的感觉。"

"你说的是字面的意思，说得没有错！可你知道'沁人心脾'的中医故事吗？"上古智者又问道。

"这个真不知道！"衣玲玲嘴里说着，心里却很惊讶，"这上古智者老先生连'字面的意思'都会说啊？"

"我就料到，你只是懂得字面上的意思。"上古智者仿佛看透了衣玲玲的心思，笑眯眯地讲述起来。

在元代，有位名医叫葛可久，"沁人心脾"就是关于他的故事。这个故事，还要从一位小姐说起。这位小姐呢，特别喜爱闻各种香，简直到了着迷的程度，所住的房间放了好多香料，院子里都是各种芬芳的花卉。结果得了一种四肢软软、没有一点力气的怪病，请了很多医生都看不好。

这位小姐的家人，听说葛可久大夫医术高明，就请他

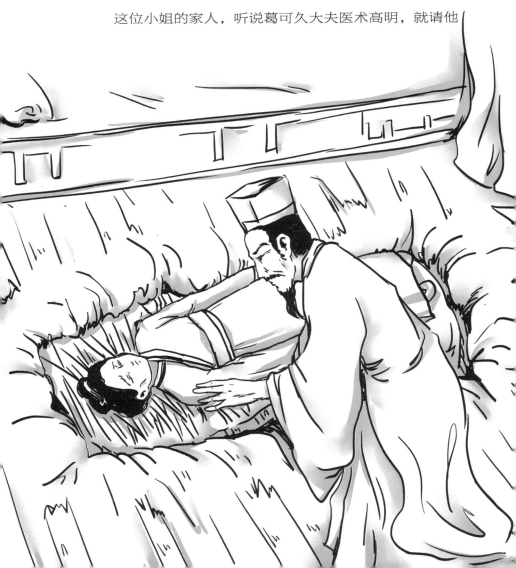

给小姐看病。葛可久进到小姐的房间，看了看小姐，什么也没说，就让小姐家人把房间所有的香料都撤走，还在屋里挖个了坑，将小姐放入坑里。而葛可久则到另外一个屋，嘱咐人什么时候小姐开始喊叫就叫他。小姐和家人都甚是不解，但也只好按照葛可久的要求去做。

几个时辰后，奇迹发生了，这位小姐大声呼救着从坑里站起来并爬了出来。小姐家人无不欢喜惊奇，都想知道是怎么回事，葛可久这才说明其中的原委。

中医认为，脾主四肢，且喜燥恶湿。小姐屋内香料过多，香料大多为辛味，具有除湿的功能，使脾过于亢盛，同样会伤害到脾。所以，用坑里的潮气将小姐体内的香味吸走后，四肢有力了就能站起来了。

"这个故事告诉我们一个道理，就是'过犹不及'的道理，这也是中华民族传统文化的智慧所在。"上古智者依旧笑眯眯地说道。

"过犹不及，我明白了，不管喜欢什么都要有个度，过度了就会过犹不及，就会带来危害。比如，好吃的东西吃太多了，就会伤食引起消化不良；玩游戏时间过长就会伤害眼睛，着迷了就会不爱学习……"衣玲玲豁然开朗。

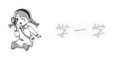 学一学

脾主四肢，喜燥恶湿

脾为后天之本，具有把饮食转化为水谷精微和津液并输送到全身的功能。全身的肌肉，都有赖于脾运化的水谷精微及津液的营养滋润，才能壮实丰满，并发挥其收缩运动的功能，因此说，脾主四肢。

由于体内的精微物质多是呈液体状态的，脾负责运化这些"液体"到体内各处，却很容易被这些"液体"缠上身，而导致"脾被湿困"。就好像走在沼泽地里，走得越远，湿泥巴会更多地沾在鞋上而导致鞋子越来越沉，越来越走不动，最终只好停在原地。

脾被湿困也是这个道理，最终被湿邪裹住的脾脏无法发挥自己的生理功能而只好停在原地。所以，脾是喜欢干燥讨厌湿腻的环境的，干燥的环境才可以轻装上阵，完成工作。

 说一说

为什么凡事不能"过犹不及"？

杯弓蛇影

"小丫头，你知道疑心病吗？"上古智者又开始提问题了。

"疑心病？疑心病是什么病？不会是心理疾病吧？"衣玲玲有些不确定。上古智者也没有说明答案就开始讲起了故事。

乐广，是西晋时期的一位名士。有一天，乐广宴请宾客，大厅中大家猜拳行令、饮酒作乐，热闹得很。一位客人正举杯痛饮，无意中瞥见杯中似有一游动的小蛇，但碍于众多客人的情面，他硬着头皮把酒喝下。从此以后，他总是忧心忡忡，老是觉得有条小蛇在腹中蠢蠢欲动。由于他整天疑虑重重、恶心欲吐，最后竟病倒了。

乐广得知他的病情后，思前想后，终于记起他家墙上挂着一张弯弓，就猜测了这位朋友所说的蛇，一定是倒映在酒杯中的弓影。于是，他再次把客人请到家中，邀朋友举杯饮酒，那位疑心腹中有小蛇的人，在乐广再三邀请下也抱病而来。当他刚举起酒杯，墙上弯弓的影子又映入他的杯中，宛如一条游动的小蛇，他惊得目瞪口呆。此时，乐广这才把事情的原委告诉了他，病人的疑虑立即打消了，好像压在心上的石头被搬掉，病也随之而愈。

乐广称得上是一位"良医"，他懂得怎样祛除病人的心

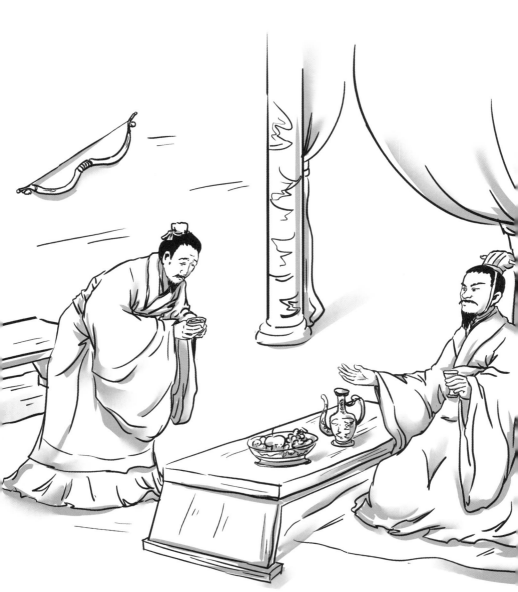

病，比一般滥施药物的庸医高明得多。中医管这种方法叫"祝由"，唐代医学家王冰将祝由解释为"祝说病由"，意思是向病人解释病因，让患者打消顾虑，不必用药而病自愈。若患者对认定的病因笃信不疑，百般劝说无效，这时不妨先依从患者，再设法打消患者的顾虑。

金元时期的著名医家张子和，也有类似的治病经验。那是一位病人对张子和诉说，她在吃饭时误吞下一条虫子，尽管家人怎么解释也没有用，她就坚持认为自己吃进去一条虫子。从此，总觉得虫子在腹中作乱，把家人弄得整天不得安宁，家人无奈只好求张子和诊治。

张子和为其开出一剂催吐药方，声称患者服药后虫子必从口中吐出，暗中他告诉患者的贴身丫鬟，趁患者呕吐之机放一根红丝线到呕吐物中，哄她虫已吐出，丫鬟依计而行。

病人吃药后呕吐起来，见吐出的东西里果然有一条虫子，从此再不疑心，心情也随之舒畅起来。

"疑心病，就是'无病疑病'的一种不健康心理。选用心理治疗可以治好疑心病，这就是人们常说的'心病还要心药治'。"上古智者讲完故事，对"疑心病"作了解答。

"我明白了，在日常生活中不要总是疑神疑鬼，要充满自信，多一点自我感觉良好，就不会出现'无病疑病'的不正常心理状态了。"衣玲玲顿悟出故事中的道理。

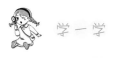

无病疑病

无病疑病，主要因为外界因素的干扰，或者长期的心理暗示，导致病人自身处于高度的压力中，常常会导致患者因为自己的疾病而痛苦、担忧、不安，奔走于各医院，然而反复检查却无器质性疾病。情绪上更加紧张、焦虑、怨恨、忧愁、抑郁，而后通过躯体表现出各种症状，如恶心呕吐、食欲不振、乏力、心悸气短、胸闷、头晕头痛等。再加上自己的反复自我暗示，这些症状便会在患者体内某个系统或器官上固着下来，给患者的生理和心理都造成了极大的痛苦。

说一说

1. "疑心病"的危害是什么？
2. 治疗"疑心病"的最好办法是用药吗？

防微杜渐

　　"无病疑病久而久之也会成病，固然不好，而防患于未然才是硬道理哦！无论是治国还是医病，最好的办法就是防微杜渐。"上古智者说到这停下来，看着两手托着下颌的衣玲玲。衣玲玲眨了眨眼睛，心里说："不会又要提问题了吧？"

　　果然，上古智者的问题来了："小丫头，你知道防微杜渐和中医'治未病'吗？"

　　"防微杜渐我知道，这是一个成语。意思就是说，当一个人有错误的思想和行为刚露出苗头时，就要及时加以预防与制止，坚决不能任其发展下去，否则就会铸成大错。'治未病'，真是不知道！还请您老责罚。"说到这，衣玲玲装出一副很是内疚的样子。

　　看着衣玲玲一副戏精的表情，上古智者一口茶水险些喷出来。放下茶杯，他一本正经地说道："小丫头不必自责，听我慢慢讲给你听就是了。"衣玲玲看着上古智者老顽童的样子忍不住笑了起来，开心地听着上古智者讲故事。

　　这个故事，发生在东汉和帝即位时，当时和帝只有9岁，还是个孩童。由于他年幼无能，便由窦太后执政，朝中大权实际上落入窦太后的兄弟窦宪等人手中。他们不仅为所欲为，还密谋篡权，废黜和帝。

　　朝中大臣司徒丁鸿，见到这种情况很忧心。于是，便

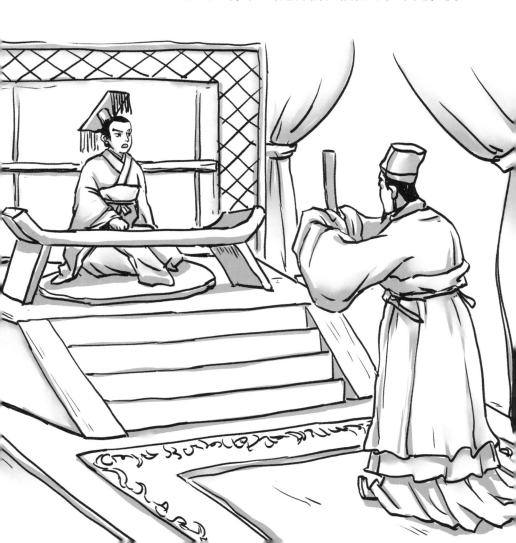

上书和帝，建议趁窦氏兄弟权势尚不大时，要当机立断，早加制止，以防后患。他在奏章里说，杜渐防萌，则凶妖可灭。任何事情，在开始萌芽时容易制止，等到其发展壮大后再去消除，则十分困难。和帝采纳了他的意见，并任命他为太尉兼卫尉，进驻南北二宫，同时罢掉窦宪的官。窦宪兄弟自知罪责难逃，便都被迫自杀了，从而避免了一场可能发生的宫廷政变。

在医学上，防微杜渐体现了预防为主的原则。中医十分重视早期诊治疾病。中医经典著作《内经》中是这样说的："善治者治皮毛，其次治肌肤，其次治筋脉，其次治六腑，其次治五脏。"也就是说，任何疾病都有一个由浅入深的发展过程，高明的医生应该趁疾病还在气表，没有危害脏器的时候就要治疗，一旦疾病已发展到深重的时候，就会变得比较棘手很是麻烦了。

《内经》中，还有一段生动的比喻说："夫病已成而后药之，乱已成而后治之，譬犹渴而穿井，斗而铸锥，不亦晚乎！"因此，中医把一个医生是否能对疾病做出早期诊断和治疗，当作衡量这个医生医技是否高明的标准，提出"上工治未病"。这里说的上工，就是高明的医生。

"能够'防微杜渐'，做到'治未病'的医生，才是一个高明的医生。要想成为这样的苍生大医，不知要付出多少艰辛，是很不容易的啊！"上古智者深邃的目光投向遥远的苍穹。

"不管有多难，多么不容易，我一定不懈努力，立志成为能够'治未病'的医生，不让人们因为患了疾病而痛苦。"衣玲玲再一次坚定自己的决心。

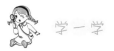学一学

治未病

"治未病"，"未病"这一概念是指还未出现的疾病，其思想源自《黄帝内经》"不治已病治未病，不治已乱治未乱"，在《史记·扁鹊仓公列传》中也同样强调了"治未病"思想。

历代医家乃至现代医学对"治未病"思想都极为重视。现代医学理论，将人群的健康状态分为三种：一是健康未病态，二是欲病未病态，三是已病未传态。因此，"治未病"就是针对这三种状态，对疾病以预防为主，具有未病先防、既病防变的作用。

治病、治世，道理都是相通的。《淮南子》《黄帝内经》主张治未病、治未乱。这种预防观，对后代产生了巨大的影响。《淮南子》中说，高明的医生，常常治疗没有疾病的人，因此才能不使疾病发生；"圣人"常治理没有发生祸患的问题，因此不会发生祸患。

说一说

1. 怎样才能使身体健康不患病呢?
2. 高明的医生是怎样治病呢?

因地制宜

"小丫头，有志气，棒棒哒！做'治未病'的高明医生很了不起。"上古智者的夸赞让衣玲玲小脸一下子就红了起来，不过心里还是美滋滋的。"不过嘛！你要想成为能'治未病'的高明医生，首先你要成为一个会看病的医生。小丫头，你知道因地制宜吗?"

"因地制宜，我当然知道了，不仅知道字面上的意思，我还知道这是一个成语故事哎！"衣玲玲有几分得意。

"哦！那你说说，这字面上的意思和故事吧！我也听听小丫头讲个故事。"上古智者摆出一副洗耳恭听的架势，衣玲玲有点紧张，"讲不好，请您老多加指教。"说着站起身来给上古智者深施一礼，轻声讲述起来。

因地制宜，原意是说要根据土地的实际情况栽植适宜的树木，种植农作物。也可以解释为要根据不同地域的具体情况，制定与之相应的措施。

这个成语故事，讲的是春秋末年，伍子胥遭受迫害逃亡到吴国，吴王很器重他。一次，吴王征询伍子胥有什么办法能使吴国强盛起来，伍子胥说："要想使国家富强，应当由近及远，按计划分步骤做。首先要修好城市的防御工事，把城墙筑得既高又坚实；其次应加强战备，充实武库，同时还要发展农业，充实粮仓，以备战时之需。"吴王听了高兴地说："你说得很对！修筑城防，充实武库，发展农

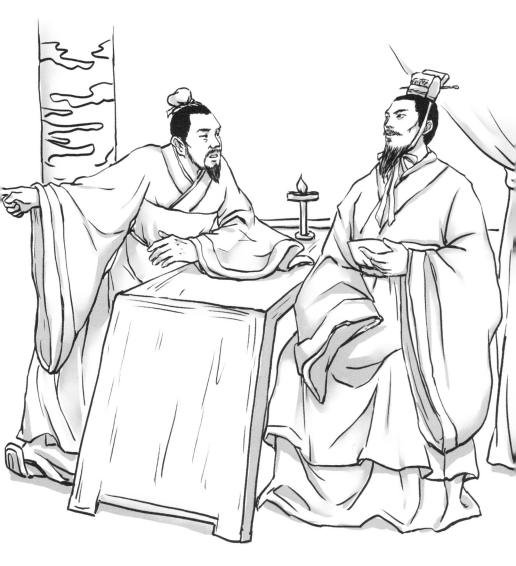

业，都应因地制宜，不利用自然条件是办不好的。"

上古智者听后，微微点头，示意衣玲玲坐下。衣玲玲又深施一礼，然后规规矩矩地坐在凳子上，刚坐下就听上古智者问道："中医看病也要因地制宜，这是为什么？你知道吗？"

"这个真不知道！"衣玲玲连连摇头，然后两手托着小下颌，入神地听着上古智者讲述中医治病为什么要因地制宜。

中医学认为，人与天地相应，不是消极的、被动的，而是积极主动去相适应。人类不仅能主动地适应自然，更能主动地改造自然，和自然作斗争，从而提高健康水平，减少疾病的发生。为此，中医强调因地制宜治疗疾病，是因为不同的地区所引起的疾病各不相同。

在西北高原地区，因为气候寒冷、干燥少雨，当地人们依山陵而居，常处在寒风凛冽之中，喜欢吃牛羊乳汁和动物骨肉，所以体格健壮，不容易感受风寒，其病多在内脏。生活在东南地区，因为草地沼泽较多，地势低洼，气候温热多雨，人们容易发生痈疡，或导致外感疾病。正因为地域不同，发病的原因也不同，尽管是同一种病，在治疗时用药也不同，这就是因地制宜原则在中医学上的具体应用。

中医经典著作《内经》中，就专门设有《异法方宜论》一篇，论述了不同地域的人们易患的病种，以及病变和治法特点等。可见，古代中医学家十分重视因地制宜治疗疾病。

"中医治病不仅仅是因地制宜，同时也是因人而异，这其中的学问是学无止境的。小丫头，你可懂得？"

衣玲玲似懂非懂地摇摇头，又点点头，沉思了一会儿说："总有一天我会懂的！"

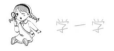
学一学

天人相应

也称"天人合一"，来自于中医学的整体观念，其主要强调人体内外环境的整体和谐、协调和统一。中医认为，人体是一个有机体，因此诊治过程中，既重视人体内部环境的统一性，又注重人与赖以存在的自然和社会环境的统一性。人与自然有着共同规律，均受自然运动规律的制约，而且在许多具体的运动规律上都有相通之处。

说一说

1. 治病为什么要因地制宜？
2. 《内经》是一部什么著作？

因势利导

"中医治病还如同打仗，非常重视因势利导祛除疾病，很是讲究战略战术的。"说到这，上古智者停顿了一下，衣玲玲以为又要提问题了，马上打起十分精神。

"《史记·孙子吴起列传》记载了这样一个故事。"上古智者直接讲起故事来了。

战国时期，齐国有位名叫孙膑的大军事家，可是一位了不起的人物。他运筹帷幄，决胜千里，精通兵法、料事如神，在当时是名声显赫至极。

有一次，魏国进攻韩国，韩国连连败退，只好向齐国求援。齐国便派田忌为将军，孙膑为军师，领兵去攻魏。在战斗中，孙膑利用敌人骄傲狂妄、轻视齐军的心理，就向田忌献策，"善战者，因其势而利导之"。他的建议就是用逐日减灶的计策，伪装溃败逃跑，诱使魏国敌兵深入。

田忌采纳了他的计谋。骄傲的魏军果然中计，大摇大摆地尾随齐军进入一个叫马陵的地势险要地方，早已在这里埋伏好的齐兵万弩齐发，一举歼灭魏军。这便是历史上有名的"马陵之战"。孙膑利用敌人的骄傲心理，诱敌上当，所以取得战役的胜利。

因势利导治疗疾病也是中医的特色，这就要求医生根据患者体质、病位等因素而施治。早在两千多年前，中医古籍《内经》里就有"因其轻而扬之，因其重而减之，因其衰而彰之""其高者，因而越之；其下者，引而竭之"等

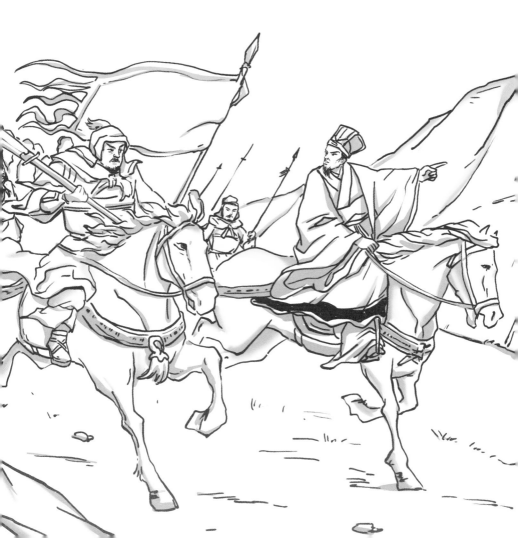

治疗法则。这里的"轻""重""衰""高""下"等都是疾病的"势"，根据各种不同的情况采取相应的治疗措施，便是"因势利导"的体现。病在上部较轻浅的，宜轻扬宣散，清代医家吴鞠通常选用质地较轻、气味较薄的药，即"治上焦如羽，非轻不举"的治法。

古人还根据"其高者，因而越之"的法则，创立吐法，主张服盐汤或用鹅毛刺激喉管引起呕吐，使病邪从上而出。再如，夏秋时令，误食腐败不洁之物，腹泻腹痛，医生也常因势利导，让病人继续泻下秽臭之物，腹痛、腹泻也渐好转，若此时止泻，逆其病势，反而有可能加重病情。

孙膑讲的虽然是兵法，但与中医治病原理相通。难怪清代名医徐灵胎说："用药如用兵。"他甚至还说："孙武子十三篇，治病之法尽之矣。"认为中医的治疗思想贯穿在《孙子兵法》中。

"'用药如用兵'说得很有道理。用兵如神才能百战百胜，用药如神方可起死回生啊！小丫头，你可知否？"上古智者看着出神的衣玲玲。

"中医大有学问，奥妙无穷啊！"衣玲玲回过神来，连忙回答上古智者的问话。

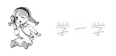

学一学

上　焦

上焦，三焦之一。三焦的上部，上焦指的是从咽喉至胸膈部分，包括心、肺等脏器。其主要功能是将水谷精气输布周身，以温养肌肤和骨骼，可以打通毛孔，松解皮肤和肌肉的间隙。

说一说

1. 中医所说的"势"有哪些？
2. 中医治病为什么要因势利导？

虎口取鲠

上古智者看着衣玲玲那好奇的小眼神，心里很是欢喜，"那我就接着给你讲一个奇妙的中医故事，一个给老虎治病的故事。"

"给老虎治病，这中医也太高大上了！"衣玲玲兴奋不已。

传说有一天，孙思邈采药归来不久，忽听门外有惊天动地的叫声。他抬头往外一看，只见一只斑斓猛虎正向这里冲来，把孙思邈吓得几乎昏过去。就在他想躲闪的一瞬间，却见那猛虎来到门口便伏下身来，张着大嘴向屋里发出呻吟声。孙思邈看了一会儿明白了，这老虎来此没有伤人之意，是来求医看病的啊！看着老虎那张着嘴、摇头呻吟的样子，孙思邈断定肯定是口腔里有病了。

于是，孙思邈便不害怕了，他走出门外往虎嘴里一看，果然有一根长长的骨头卡在了虎的喉咙上。孙思邈轻抚着老虎的头，对老虎说："你这里卡了一块大骨头，我给你取出来就好了，可能有点疼你要忍耐一下，乖乖的不要乱动。"一边说一边顺手摸起身边一只串乡行医时用的铜铃撑在老虎嘴上，把手伸进了虎口，一使劲把那骨头拔了下来，那虎疼得直打哆嗦。骨刺取出后，孙思邈又给老虎伤处涂抹创药，老虎非常感激地向孙思邈磕了三下头。

后来，行医的郎中都把串铃叫作

"虎撑"。老虎为了感恩，每当孙思邈外出采药时就让他骑在身上，孙思邈回来后，老虎就蹲在门口为孙思邈看门。老虎守门，吓得患者不敢来看病了。孙思邈只好让老虎去后山看守山林，所以留下"虎守山林"的传说。

人们为了纪念老虎通人性报答孙思邈，大家自发地为孙思邈雕刻了一尊石老虎放在孙思邈门前，直到后来商铺门口都摆放石老虎，所以现在道教供奉的药王像为坐虎（骑在老虎身上）针龙（手拿银针刺龙口）像。

还有传说，这个故事发生在东汉时期。有一天，董奉炼丹之后返回庐山龙门沟杏林草堂，行至途中见一老虎卧于路旁草丛。老虎见到董奉便不断叩首呻吟，并抬前爪指口，一副痛苦乞怜求救的样子。董奉便唤老虎张开嘴让其望诊，只见一尖锐的骨头卡住了老虎的喉咙。董奉轻抚老虎的头，对老虎说："你的病我可以给你治，你不要焦虑啊！明早你还在这里等候，我来给你医治。"一边说一边给老虎抹上去腐生肌的药膏。

第二天一早，董奉与虎都准时来到相约地方，董奉便给老虎进行治疗。为防止老虎因拔尖骨时疼痛，兽性发作而咬伤自己，董奉将连夜赶制的铜环放进虎口里，撑住老虎的上下颚顺利取出锐骨。过了数日后，老虎伤处痊愈了。老虎为报答董奉救治之恩，就寻至杏林草堂，从此以后就为董奉看守杏林。

此事一经传开，行走江湖的郎中们纷纷效仿，铜环便成了外出时必备之物，后人逐渐将铜环改成手摇的响器。

　　不管传说的由来在哪里，主人公是"药王"孙思邈还是医仙董奉，这都不重要。摇铃唤诊，美称为"虎撑铃医"，已成为古代走方医特有的称谓。即"杏林中人"，意为不畏艰辛、一心赴救的"苍生大医"。

　　讲到这里，上古智者慈祥地看着衣玲玲，平静地说道："中医不是帅得高大上，而是情怀很高尚，一代代中医人薪火相传，以自己是'杏林中人'为自豪，以成为'苍生大医'而自勉。"

　　"玲玲尽管还没有完全理解老先生的教诲，但我一定会铭记在心，不懈努力，成为真正的'苍生大医'。"衣玲玲的心中很不平静。

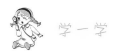

走方医

　　"走方医"，也称作"走方郎中"，自古有之，如扁鹊、华佗等在民间行医都是居无定所的。到了宋元以后，医事制度逐渐完善，并增设大夫、郎中等官职。这些医官退休后开设的私家药店往往会用官职命名。因而，后人常常把那些在固定场所、医铺行医的人称为大夫或者郎中，而对于家传师授、青囊得技、身背药箱药囊、打板摇铃、无固定诊所，带领徒弟走街串巷的民间医生，就将其称作走方医、游医、草泽医或者走方郎中了。他们多用针灸、拔火罐和草药、单方、秘方、膏药为人治病。

 说一说

1. 中医为什么以"杏林中人"为自豪呢？
2. 什么是"摇铃唤诊"？

囫囵吞枣

从衣玲玲那稚气中带着坚毅的表情，上古智者喜爱的微笑流露在脸上，亲切地说道："要成为'苍生大医'就要立长志，可不能是常立志。我再给你讲一个关于怎样学习知识的故事吧！"衣玲玲恭敬地点点头，很快沉浸在上古智者的故事里。

那是很早很早以前，有个开私塾的老先生，身边教了很多学生。有一天，课余休息时间，学生们拿出新鲜的梨子和大枣吃了起来，别提有多开心了。

这时，私塾里来了一位老先生的客人，这位客人是个中医，平常对养生饮食非常有研究。当他看到学生们都在不停地吃着梨子和大枣，就劝他们说："孩子们，梨子和大枣都很好吃吧！虽然吃梨对我们的牙齿有好处，但是吃多了对我们的脾脏可不好！大枣倒是对我们的脾脏很有好处，可是吃多了也会损坏牙齿！所以，再好的东西也不能多吃呀！"

听了这位客人的话，一个愚钝的学生想了很久，以为找到了一个两全其美的办法，自作聪明地说："那我吃梨的时候光嚼不咽下去，这样就伤害不到我的脾脏了。而吃枣儿就整个儿吞下去而不嚼，也就伤不了我的牙齿了，哈哈……"他说完便拿起一个大枣放在嘴里，嚼都不嚼，囫囵着就要吞下去。大家怕他噎到，连忙劝他说："千万别吞，卡在喉咙多危险啊！"

客人摇了摇头说："唉，你整个儿一个囫囵吞枣呀！你

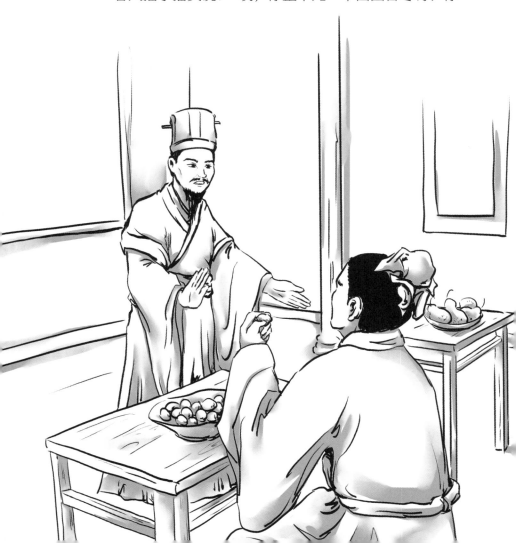

吃生梨不咽，肠胃没有吸收，怎么能有益于牙齿呢？你吃枣儿一个一个地囫囵吞下去而不咀嚼，肠胃能消化吗？又怎么能对脾脏有好处呢？"这个学生无话可说了，红着脸低下了头。

"这个故事就叫'囫囵吞枣'，用来比喻学习时不深入理解、生吞活剥，怎能学好知识呢？还有'囫囵吞枣'对事物不加分析、含糊了事，又怎能明白其中的道理呢？中医学博大精深、源远流长，更需要刻苦认真学习，需要努力深入钻研，才能够成为悬壶济世、治病救人的苍生大医。你现在学的每一门课程，都是为学好中医奠定坚实的文化基础。"上古智者的一番话，让衣玲玲想了很多。

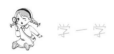

私　塾

私塾是中国古代私人设立的教学场所，由早期的塾发展而来。在古代，私塾被称为学塾、乡塾、家塾、教馆、书房、书屋等，其中有塾师自己创办的学馆，也有地主、商人等富裕的人家聘请塾师而成立的家塾，还有用祠堂、庙宇的地租收入或私人捐款兴办的义塾。塾师多为落第秀才或老童生。学生的年龄差异很大，小至五六岁，而年龄大的则有二十岁左右的，但是以十二岁以下儿童为主。一家私塾的学生少则一二人，多则可达四十人。学生在入学的时候要向孔子的画像进行叩拜，而学制很为灵活，可长可短，教育的内容以启蒙为主，《三字经》《百家姓》《千字文》《千家诗》等是常用的基本教材，同时注重礼节和品德的培养。私塾虽然大多限于教育的低级阶段，但是作为乡间启蒙的基本形式，两千多年间，与官学相辅相成，对于文化的传承和人才的培养发挥了巨大的作用。

 说一说

1. "囫囵吞枣"吃东西为什么对身体有害处？
2. 学习为什么不能像"囫囵吞枣"？

刮骨疗毒

"治病须分内外科，世间妙艺苦无多。神威罕及惟关将，圣手能医说华佗。"上古智者轻声朗诵出一首诗。"小丫头，你知道这首诗有几层意思?"

衣玲玲一脸的崇拜赶紧回答说："我就听明白了一个意思，华佗了不起哎！只要是赞美'神医'华佗的就是绝版的好诗。"

"呵呵，华佗要是知道有你这样个钻石级粉丝，那还不高兴得跳起来哦!"上古智者看着衣玲玲那双亮晶晶的眼睛。"这首诗里有一个故事，你听完了就知道有几层意思啦!"

"只要是和华佗有关的故事，我是喜欢得不得了。"衣玲玲的眼睛更明亮了。

三国时期，战争不断。在一次大战中，关公指挥军队攻打曹兵时，右臂中了敌人的毒箭。众将连忙护送关公回到驻地大帐中，恳请关公班师回荆州治疗，关公坚决不答应，"我不能因小小创伤，而误了战事。"众将只好派人到四面八方去访寻名医。

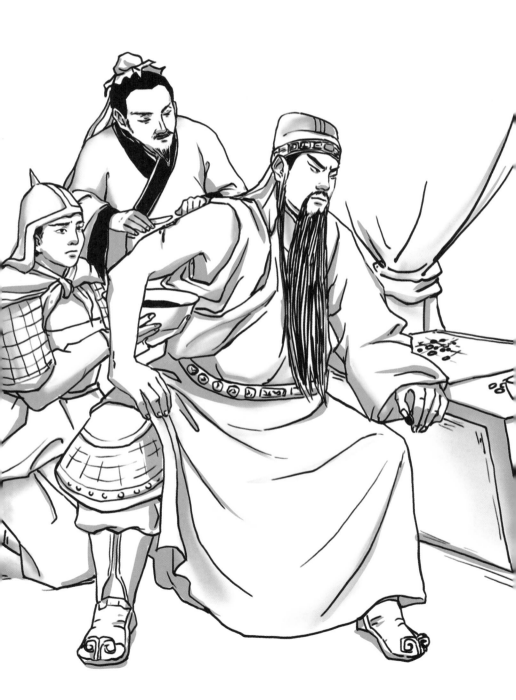

这一日，来了一个自称华佗的医生，他对看守营门的官兵说，听闻关公中了毒箭，特来医治，守门的官兵立刻带他来到中军大帐。此时，关公的右臂疼得厉害，正和马良下棋来分散注意力，以免自己露出痛苦的表情而乱了军心。

华佗看过关公的箭伤后说："君侯的手臂若再不治疗，恐怕便要废了！如果要根治，便得把君侯的手臂牢牢缚在柱上，然后我用刀把皮肉割开至见骨，刮去骨头上的毒，再敷上药，以线缝合，这才治得好。但是，我来得匆忙，没有带麻沸散，恐君侯惧怕，忍受不了钻心的疼痛。"

关公听了一声长啸，说自己不是世间俗子，不会怕痛，更不用把臂缚在柱上。并命人先送上食物，对华佗说："先生远道而来，请先用酒菜！"

关公陪着华佗吃了一会儿，便伸出了右臂，"现在就请动手，我照样下棋吃喝，请先生不要见怪！"华佗也不再多言，取出一把尖刀，请人在关公的臂下放上一个盆子，看准了位置，下刀把关公的皮肉割开。

关公吃喝如常，华佗气定神闲，"我用刀把君侯骨头上的毒给刮走，这就好了！"华佗的手法娴熟，话刚说完，手上的刀子已经在关公手臂的骨头上来回刮着，还发出窸窸窣窣的声音，流出的血也滴滴答答落在盆子里。将士们见到这情境，都掩面失色不忍看下去，唯独关公仍继续下棋吃喝，神色坦然。

时间不算太长，华佗把毒全刮走了，敷上药把伤口缝合。关公大笑而起，对众将说："此臂伸舒如故，并无痛矣。先生真神医也！"

华佗说道："我为医一生，未尝见此。君侯真天神也！君侯箭疮虽治，然须爱护，切勿怒气伤触。百日过后，平复如旧矣。"

关公箭疮治愈，就拿出黄金百两酬谢，并设席款待华佗。华佗婉拒，"某闻君侯高义，特来医治，岂望报乎！"坚辞不受，留下药物一贴以敷疮口，即辞别飘然而去。

"小丫头，现在你知道诗中表达了几个意思了吧？"上古智者笑眯眯地问道。

"中医治病有内外科，有了中医妙手回春痛苦就不多了。天神一样威武唯有关公，医圣妙手非华佗莫属。不知我说得对否？请老先生不吝赐教。"衣玲玲起身恭敬地深施一礼。

"好一个医灵灵，好一个不吝赐教。哈哈！"上古智者开怀大笑起来。

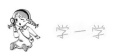

学一学

刮骨疗毒

出自《三国志·蜀书·关羽传》，比喻彻底治疗，从根本上解决问题。在小说《三国演义》第七十五回中，记载了华佗为关羽刮骨疗毒的故事。

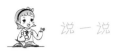

说一说

1. 故事开始说的四句诗表达的意思是什么？

2. "刮骨疗毒" 出自哪一部古籍？

皓齿青娥

　　"三年持节向南隅，人信方知药力殊。夺得春光来在手，青娥休笑白髭须。"上古智者又吟诵了一首诗。"小丫头，这首诗中表达了几个意思？"

　　"诗中几个意思啊？"说到这，衣玲玲眨了眨眼睛，"老先生您讲完故事我不就知道了吗？"

　　"小丫头、小滑头，在这等着我呢！"上古智者说着，依旧笑眯眯的。

　　这首诗要从唐代相国郑絪（yīn）讲起，这是一个很有趣的传说。唐宪宗时，郑絪任中书门下平章事（宰相），居相位四年之久。唐元和七年，郑絪五十岁时，奉朝廷之命出任岭南节度使。

　　郑絪因年高体弱，加之南方潮湿，任职不久即因感受湿邪，引起多种疾病发作，身体阳气也逐渐衰竭。服用很多药物都不管用，正苦无良策、一筹莫展之时，一位来自诃陵国（今印尼爪哇或苏门答腊）的船主，名叫李摩诃，获知郑絪的病情后，前来探望，并向郑絪献上一药方且附有已配好的药，说他服用之后病就能好。

郑絪开始不敢服用，经李摩诃再三苦劝才服下。服用药后七八天，郑絪觉得病症开始减轻，于是又坚持服下去，效果更加明显。后来，疾病痊愈了，身体也强壮了许多。病好后，郑絪笃信此药方之好。

三年后，郑絪回到京城，将此药方抄录下传给他人，经多人服用后，发现该药方不仅对腰痛、下肢痿软症等有良效，而且经常服用该药还能"壮筋骨、活血脉、乌鬓须、益颜色"，对老年人可起延年益寿、悦心明目的作用。特别

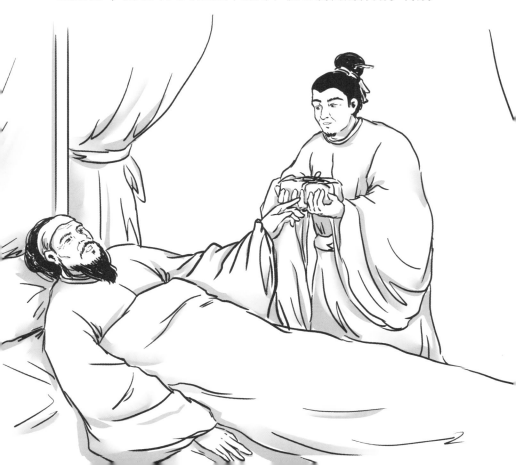

是服此药可使人鬓发变黑，一下年轻了许多，具有美容美发效果。这药就是"青娥丸"，为古今补肾良方，首载于宋代《和剂局方》，此方因为"皓齿青娥"的故事而广为流传。

"可见此药方功效卓著。青娥者，古代指美貌的少女。方名取青娥，也表明此药方确有'乌鬓发、益颜色'之功效。"讲到这里，上古智者看了一眼听得入迷的衣玲玲，"小丫头，现在你知道诗中有几个意思啦？"

"前三句还不太懂，最后一句我是明白了，小姑娘千万别笑话白发老人，只要吃了青娥丸就能返老还童和小姑娘一样啦。中医中药太妙了，妙不可言！"衣玲玲一口气说完了，还觉得不够劲，用力地挥了一下小拳头。

上古智者听了衣玲玲这一番雷人的话语，憋了半天终忍不住地大笑起来。

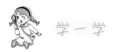学一学

"壮筋骨，活血脉，乌鬓须，益颜色。"

此句主要是描述青娥丸的功效，长期服用青娥丸可起到延年益气，悦心明目，促进血运，补肾强腰的作用。老年人服用了须发变黑，语音洪亮；妇人服用了面如红玉，年轻美貌，功效卓著。在现代临床上，此药也具备较好的疗效。

说一说

1. "青娥"指的是什么?

2. "青娥丸"主要成分是哪一味中药?

安步当车

　　"小丫头，现在你知道了青娥丸能使人祛除疾病、变得年轻，可你知道不知道还有一种不用吃药，也能有益健康、延年益寿的方法吗?"上古智者的问题来了。

　　"这个嘛，不太好回答，可能有很多答案，我听完您的故事，就知道具体答案了。"衣玲玲顽皮地伸了伸舌头。

　　"哦！长本事了，学会讨巧对付我老人家了。算你狠，那我就给你讲了。"

　　春秋战国时期，有一个非常有趣的人，也是一位贤士，名叫颜斶（chù）。有一天，齐宣王心血来潮要召见贤士。颜斶来了，却站在离齐宣王很远的地方不动了，齐宣王就对他说："颜斶，你过来。"没想到颜斶竟然回了一句："大王，你过来吧！"

　　齐宣王听了，顿时气得脸色发青，大怒地说："你这是什么态度，是我这君王高贵呢，还是你这区区贤士高贵?"颜斶从容地说："自然是贤士高贵了，这是有史事为证的。从前秦国曾下令说：'凡是在贤士柳下惠的墓地上砍伐树木

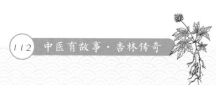

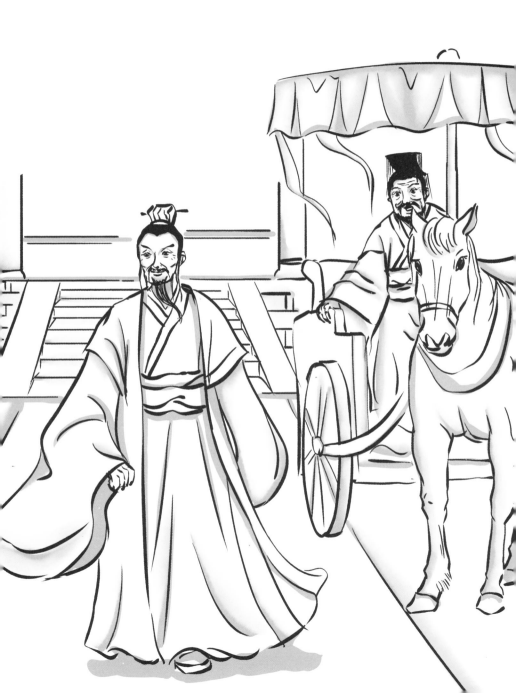

的，一律处死刑。'又说：'能够取得齐王首级的，将赏赐千金，并封他做官。'可见国王的头还比不上贤士墓地的树木呢！"

齐宣王被弄得啼笑皆非，只好摇摇头，叹了一口气说："好了，我不会怠慢你的，以后你可以过着荣华富贵的生活，送你车马出行，锦衣玉食。"颜斶听完，立刻对齐宣王说："谢谢大王的厚爱。我本来就是布衣粗食惯了的人，散步可以当车，饿了进食，即使饭菜再差可以当肉，我还是回家自食其力吧！"说完辞别齐宣王转身离去。

"这个故事，就是'安步当车'，出自《战国策·齐策四》：'晚食以当肉，安步以当车，无罪以当贵，清静贞正以自虞。'安步当车，气定神闲，有益健康。正如中医之理，心乱则百病生，心静则万病悉去。如果人没有非分的欲望，不贪图虚荣，正气自然就会存在，真气也就随之而来。由此可见，散步可以促进气血运行，消化食物，提升正气，养心养神，又可养身，其中的道理你懂了吗？"讲到这里，上古智者看着衣玲玲问道。

衣玲玲思考了片刻，"也许我明白了，'安步当车'说的不仅仅是一个有益健康的故事，更是告诉人们不要贪图富贵，要自食其力，少有欲望，保持内心的纯净，才是正确的养生之道。"

上古智者听完笑而不语，心中又为衣玲玲点个大大的赞。

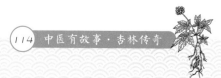

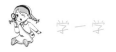

学一学

　　贤士，指的是志行高洁、才能杰出的人。《国语·齐语》提到"奉之以车马衣裘，多其资币，使周游于四方，以号召天下之贤士"。中国自古以来素将有德有才之人称为贤士，即满腹经纶、道德言行合于圣哲之言的人。

说一说

1. "安步当车"出自哪部古籍？

2. 经常散步有哪些好处？

负荆请罪

"小丫头，你知道蔺相如、廉颇这两个人吗？"没等衣玲玲回答，上古智者接着又问道："他俩的故事你可知否？"

"呵呵，这我还真知道哎！这是古时候两个非常有名的人，'将相和'的故事让两位名人世代相传。"衣玲玲很自信地说。

"既然你这小丫头知道这两人的故事，那就说给我听听吧！"上古智者摆出一副洗耳恭听的样子。衣玲玲连忙起身深施一礼，"谨遵老先生之命，小学生玲玲就斗胆说一下哎！"衣玲玲那一本正经、十分可爱的表情，让上古智者很是欢喜，笑眯眯地点点头。衣玲玲随即一板一眼认真地开始讲述。

战国时期，七雄争霸，在当时秦国最为强大，经常侵犯赵国边境。这一年，秦国又遣使来到赵国，承诺愿以十五城换赵国的和氏璧。赵国惹不起秦国，推辞不得，赵王万般无奈，只得命蔺相如携璧进入秦国。

蔺相如是一个非常有才华、极其聪明的人，当面揭露

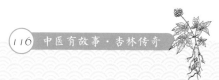

秦国昭襄王的阴谋，并施巧计将和氏璧带回了赵国。

　　蔺相如因"完璧归赵"有功而名声显赫，被赵王封为上卿，位在大将军廉颇之上。廉颇很不服气，扬言要当面羞辱蔺相如。蔺相如得知后，尽量回避、忍让，不与廉颇发生冲突。

　　一日，二人途中相遇，因道路狭窄无法相让，蔺相如并没有因自己位高盛气凌人，而是主动退入小巷，请廉颇先行。蔺相如的门客以为他畏惧廉颇，但蔺相如却是这样说的："秦国不敢侵略我们赵国，是因为有我和廉将军。我对廉将军容忍、退让，是把国家的危难放在前面，把个人

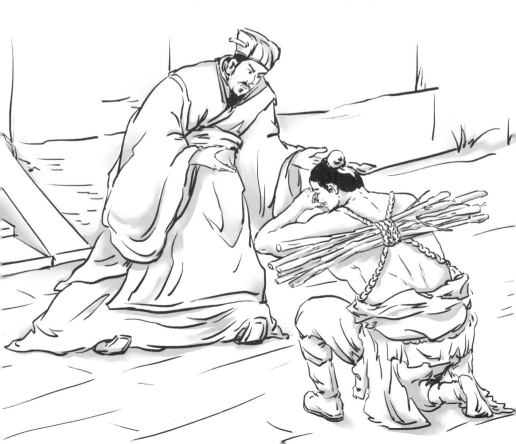

的荣辱放在后面啊!"廉颇听到这话后大为感动,于是他脱下战袍,背上荆条,到蔺相如府上请罪。蔺相如见廉颇来负荆请罪,连忙热情地出来迎接。

从此以后,他们俩成了挚友,同心协力保卫赵国。

"老先生,小学生玲玲讲完了,敬请先生指教!"衣玲玲深施一礼。

"故事讲得不错。可你知道廉颇负荆请罪的荆条是什么吗?"上古智者的问题让衣玲玲很是迷茫,心里合计:"荆条是树枝吧?也许不是。"

看着一头雾水的衣玲玲,上古智者说起了荆条。"廉颇所用的荆条,叫作'黄荆',是一味中药,属马鞭草科植物,从枝到叶、根茎、籽都是宝贝,具有清热解毒作用,通常用来治疗感冒、胃疼、咳嗽,具有很好的疗效。"

"哦!'负荆请罪'不仅是一个传统文化故事,里面还有中医药知识。"衣玲玲一下有了茅塞顿开的感觉。

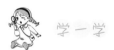

和氏璧

中国历史上著名的美玉,又称和氏之璧、荆玉、荆虹、荆璧、和璧、和璞,为天下奇宝。

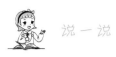

说一说

1. "黄荆"的药物作用是什么?

2. 《负荆请罪》出自哪部古籍?

卧薪尝胆

　　"其实，很多故事里都有中医药文化知识。有这么一个故事，也是发生在春秋时期……"上古智者没有提出问题就直接讲故事了。

　　春秋战国时期，吴越两国相邻很不和睦，经常发生冲突。有一次，吴王领兵攻打越国，被越王勾践的大将灵姑浮砍中了右脚，最后伤重而亡。吴王死后，他的儿子夫差继位。三年以后，夫差带兵前去攻打越国，以报杀父之仇。

　　这一次，两国在夫椒交战，仗打得非常激烈。最终，吴国大获全胜，越王勾践被迫退居到会稽。吴王派兵追击，把勾践围困在会稽山上，情况非常危急。此时，勾践听从了大夫文种的计策，准备了一些金银财宝和几个美女，派人偷偷地送给吴国太宰，并通过太宰向吴王求情，吴王最后答应了越王勾践的求和。但是，吴国的大将军伍子胥认为不能与越国讲和，否则无异于放虎归山，可是吴王根本不听。

　　越王勾践投降后，便和妻子一起前往吴国，他们夫妻俩住在夫差父亲墓旁的石屋里，做看守坟墓和养马的事情。夫差每次出游，勾践总是拿着马鞭，恭恭敬敬地跟在后面。夫差认为勾践对他敬爱忠诚不容置疑，于是就把勾践夫妇放回越国。

　　越王勾践回国以后，立志要报仇雪恨。为了不忘国耻，他睡觉就卧在柴薪之上，在坐卧地方的上面悬挂着苦胆，每日都要尝着苦胆的滋味，用以激励自己不忘耻辱，不忘艰苦奋斗。经过十年的励精图治，越国终于由弱国变成了

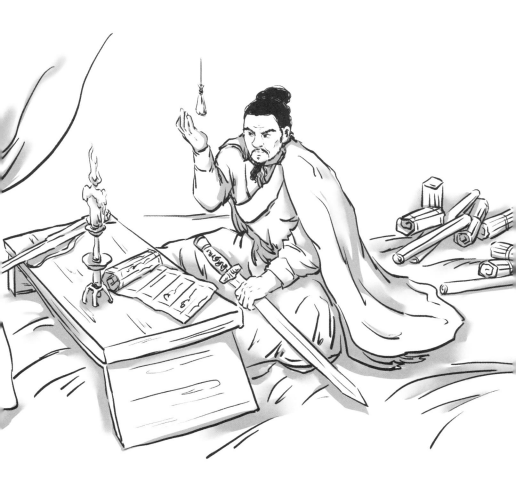

强国，最后打败了吴国，战败后的吴王不得不自杀了。

　　"正是因为'卧薪尝胆'的故事，让猪胆名扬天下。猪胆的胆汁，味苦，是清热润燥、解毒止咳的良药，用于治疗热病烦渴疗效十分明显。而'卧薪尝胆'的故事，又让猪胆汁成为了激励人发愤图强的良药，这就是中医药文化的魅力所在。"上古智者说到这里，眼里闪烁着睿智的光芒。

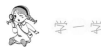 学一学

　　伍子胥，名员，字子胥，以字行。春秋时期楚国椒邑（今湖北省监利县黄歇口镇伍杨村）人，后来吴国封他于申，因此又叫申胥。伍子胥在浙江一带被称为潮神，因此江浙一带在赶海之前也有祭拜伍子胥的习惯。

 说一说

　　1. "猪胆汁"的药物作用是什么？

　　2.《卧薪尝胆》出自哪部古籍？

药店飞龙

　　"我接下来要给你讲的故事，是一个与中药有关的爱情故事……"还没等上古智者说下去，衣玲玲就兴奋得不得了，"爱情的故事好哎！我好期待啊！"

　　"嗯嗯，看起来你这小丫头还人小鬼大哎！你懂得什么是爱情吗？"上古智者这么一说，衣玲玲立刻吐了吐舌头，"爱情说不好懂不懂，就是觉得挺好玩。"

　　"这可不是挺好玩的事，爱情是很神圣的事，还是美好又严肃的事。"衣玲玲认真地听着上古智者讲述这个凄美的爱情故事。

　　相传在南北朝时期的宋国，有一位少年郎，在初春时与一位世族小姐订婚。两家经过仔细商讨，决定在当年秋天完婚。可没有想到，春耕播种刚忙完，与邻国的战事突然爆发了。这个少年自幼操习枪棒武艺高强，见同族兄弟都害怕打仗、退缩畏战，他毅然决定揭榜入伍，上战场去保卫国家。

　　从入伍到出征只在半月之间，他每天都在军营里操练，他与心上人仅能在出城前见上一面。那一日，他们两眼满含泪水彼此相望，千言万语无法表达。只见，少年扯下一段枪穗留给姑娘，姑娘递给少年一条锦帕。少年庄重承诺，大军凯旋之日，就是与姑娘大婚之时。女子应允，眼前只剩大军的残影和风沙，耳边只剩风铃阵阵与战马嘶鸣。

又是冬去春来，少年没有归来。朝朝暮暮之间，姑娘日想夜思期盼少年归来。日子一天一天过去了，边关仍无捷报传来，虽然一封封书信往返，思念之情日益加深。而

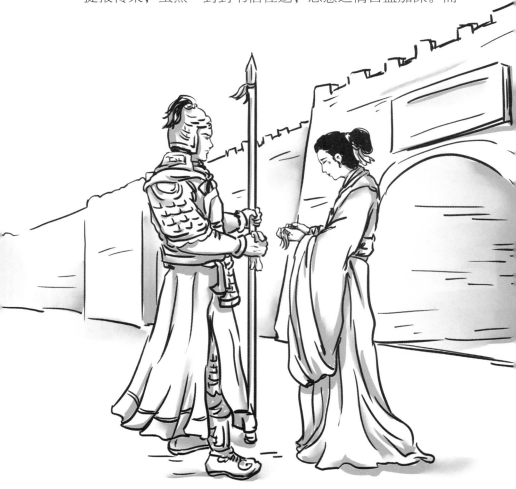

远在边关的少年，亦是望月思亲，对姑娘的思念愈发的浓厚，就在此怆然之刻，白雁携书而来，女子在薄薄的素绢上写道："自从别郎后，卧宿头不举。飞龙落药店，骨出只为汝。"

看完后，少年虽心中悲凉，但是国家需要他保卫，唯有浴血边关，奋勇杀敌，取得最后胜利早日回到家乡。

"这个故事名叫'药店飞龙'。飞龙是中药龙骨，是古代哺乳动物如象类、犀类、牛类、鹿类、三趾马类等动物骨骼的化石，或象类门齿的化石。龙骨的固涩作用较强，还有安神作用，在中医临床治疗中，对失眠、出汗、盗汗等疾病有着很好的治疗作用。'飞龙落药店，骨出只为汝'，意思是说，待字闺中的姑娘，因为思念少年而形销骨立，如同药店中的龙骨一般。你还觉得爱情是好玩的事吗？"看着沉浸在故事里的衣玲玲，上古智者认真地问道。

"一味中药，竟有一段这么感人的故事，爱情真的不是儿戏哎！"衣玲玲仿佛懂了许多。

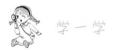 学一学

素绢，汉语词语，意思是白绢。唐代孔颖达曾写下："不云麻，是用素绢也。"此是指作为书画载体的绢，绢是用平纹生丝制成的织物，似缣而疏，挺括滑爽。其用来作书画载体的时间在纸之前。

说一说

1. "飞龙"是什么？

2. "素绢"是指什么？

口不二价

"中医治好病，一是要医术好，二是要药材好，缺一不可。"

上古智者话音刚落，衣玲玲突然来了一句"药材好，药才好"。

"哟，都会抢答了，呵呵！"上古智者这么一说，衣玲玲顿时有些不好意思。

"这个广告词说得不错，不过没有'口不二价'霸气！"衣玲玲调皮地伸了伸舌头，心里嘀咕："口不二价，没听说过啊！"急不可待好奇地竖起了耳朵。

东汉年间，有一个名叫韩康的男子，他小的时候就善于学习，五岁时便可以熟背《论语》，随着他的年岁增长，读的书也越来越多，眼界也越发广阔，但是他并非世家大族子弟，自然也没有直接入朝做官的机会。

在十年求仕未果之后，他潜下心性，再无求官之愿。从此，一心学医，以采药卖药为生。韩康是一个对人对事都极有原则的人，虽然以卖药为生，却并不是谁的生意都做！他定下一个规矩，自己出售的药品的价钱绝不更改。无论谁来买药他都是一个态度，绝不降价！

有一天，一个女子来他摊前买药，见到他出售的药品成色品相都不错，但是这个价格比整个市场的同类药物都高。于是，就与韩康软磨硬泡让他便宜点，韩康被磨得烦了就对她说："我的药值这个价，就卖这个价，这叫'口不二价'。"

也许，韩康在大众眼中是一个并不会做生意的医者隐

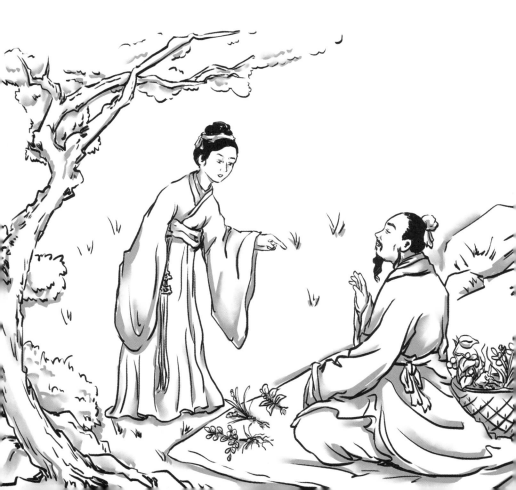

士，但是他这种行为让中药有了质量保证。"口不二价"倒过来便是"价二不真"，唯有自身品质过硬才能无惧外界的流言蜚语。

上古智者讲到这里，看着衣玲玲，好像在等着衣玲玲说点什么。

衣玲玲沉思了片刻，"'口不二价'说的是药的品质，也是说人的品行。品行不好的人就会'价二不真'。我要'口不二价'，成为一名货真价实的好中医。"衣玲玲一脸认真地说道。

上古智者连连点头，心中很赞许。

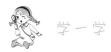 学一学

隐　士

"隐士"的字面含义就是隐居不仕之士。首先是"士"，即知识分子，否则就无所谓隐居。不仕，不出名，终身在乡村为农民，或遁迹江湖经商，或居于岩穴砍柴。历代都有无数隐居的人，不可皆称为隐士。

《论语》

《论语》是儒家的经典著作之一。它以语录体和对话文体为主，记录了孔子及其弟子言行，集中体现了孔子的政治主张、伦理思想、道德观念及教育原则等。

《论语》是春秋时期语录体散文的典范，从唐柳宗元以来，许多学者认为孔子弟子曾参的学生为其最后的编订者。本书在文学上的突出成就是言简意赅、含蓄生动。《论语》《孟子》《大学》《中庸》合称"四书"，是科举时代的必读之书。

 说一说

1. "口不二价""价二不真"说的是什么道理？
2. 韩康为什么坚持"口不二价"？

望梅止渴

　　"'口不二价'说明中医治病实事求是，不会骗人，用仁心、用好药治病。特殊情况下，不用花钱，中药也能解决问题，中药神奇啊!"上古智者故作神秘地拉着长音，用手指敲了敲石桌。

　　衣玲玲立刻起身，恭恭敬敬地给上古智者斟上茶水，上古智者这才满意地开始讲述起来。

　　东汉末年，曹操带兵去攻打张绣，一路行军走得非常辛苦。那时，正好是炎热的夏天，太阳火辣辣的，大地都快被烤焦了。曹操的军队已经走了很多天了，十分疲乏。

　　这一天，士兵们都口干舌燥，感觉喉咙里好像着了火，许多人的嘴唇都干裂得不成样子。每走几里路，就有人倒下中暑死去，即使身体强壮的士兵，也快支持不住了。

　　曹操目睹这样的情景，心里非常焦急。他骑上马奔向旁边一个山岗，在山岗上极目远眺，想找个有水的地方。可是，他失望地发现，皲裂的土地一望无际，干旱的原野大得很哪!再回头看看士兵，一个个东倒西歪，早就渴得受不了了，看上去怕是很难再走多远了。

　　曹操是个聪明的人，他在心里盘算道，这下可糟糕透了，找不到水，这么耗下去，不但会贻误战机，还会有不少人马要损失在这里，想个什么办法来鼓舞士气，激励大家走出干旱地带呢？他想了又想，突然灵机一动，脑子里蹦出个好点子。于是，他就在山岗上，抽出令旗指向前方，大声喊道："前面不远的地方有一大片梅林，结满了又大又酸又甜的梅子，大家再坚持一下，走到那里吃到梅子就能解渴了！"

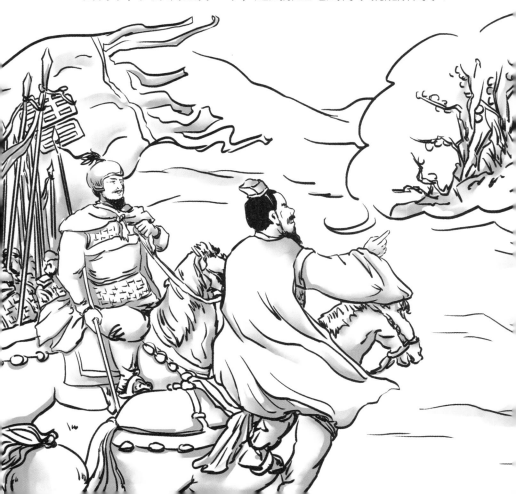

将士们听了曹操的话，想起梅子的酸味，就好像真的吃到了梅子一样，口里顿时生出了不少口水，精神也振作起来，鼓足力气加紧向前赶去。就这样，曹操终于率领军队走到了有水的地方。

　　"这就是'望梅止渴'的典故，没花钱没吃药，天大的问题解决了，主要是梅子的确是一味好药，味酸。曹操一说梅子，士兵嘴里就产生唾液，口里不那么干了，不那么口渴了，精气神就足了。因为曹操的'望梅止渴'，江浙一带人称梅子为'曹公'。"上古智者捋了捋胡须。

　　"这曹操还真不是一般的聪明啊！但是，我还是不喜欢他，依旧讨厌他，因为他杀了我的偶像华佗。千万别让他遇见我，我会把他'咔嚓咔嚓'地灭了……"上古智者看着满脸怒气、挥舞着小拳头的衣玲玲，皱了皱眉头心里嘀咕，"这就是偶像的力量啊！"

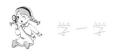
学一学

　　明代李时珍《本草纲目·梅》："梅，花开于冬而实熟于夏，得木之全气，故其味最酸，所谓曲直作酸也。"后世医家将梅的性味总结为：酸、平、无毒。在临床上主治病人的肿疮、喉咙肿痛、拉肚子、全腹疼痛、蛔虫病、霍乱等。

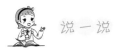 说一说

1. 曹操用什么办法让将士们精神大振?

2. "梅子"的药物作用是什么?

脉络贯通

"既然小丫头对中医这么感兴趣，那我就讲几个和中医词汇相关的故事。"

传说在675年，"初唐四杰"之首的王勃前往交趾（现越南河内西北、广西西南地区）看望在那里担任县令的父亲。当他路过洪州南昌时，恰逢重阳节，洪州的阎都督在刚刚落成的滕王阁中宴请宾客，以示庆贺。

滕王阁的修建者是唐高祖李渊的儿子，唐太宗李世民的亲弟弟李元婴，阎都督本来想借此机会让他的女婿吴子章出出风头，但偏偏遇上了不识相的王勃。宴会上，阎都督遍请在座才子们为滕王阁写序。大家知道他的意图，都连忙推辞说自己的文采不行。

可是，轮到王勃时，他毫不犹豫地接过纸笔写起来。阎都督开始很不高兴，拂袖而起，并叮嘱身边的下人去监视王勃作文，随时告诉他写的什么。王勃开始在纸上写出，"豫章故郡，洪都新府。星分翼轸，地接衡庐"。阎都督笑笑说："无非是些老生常谈的旧事而已。"很是不以为然。

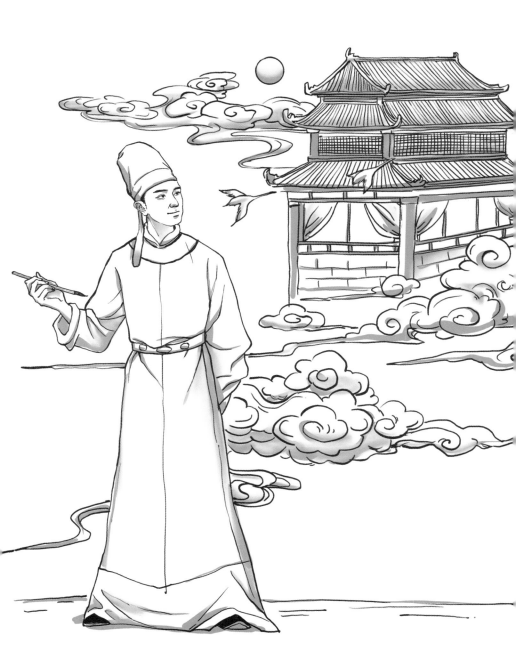

下人又来禀报，"襟三江而带五湖，控蛮荆而引瓯越"。阎都督听后便沉默不语了。下面接连来报，阎都督听后更是一言不发只是点头，当报"落霞与孤鹜齐飞，秋水共长天一色"时，竟然起身拍案叫绝，感叹道："此乃天才也！"

　　于是，他接过呈上的《序文》，边看边赞不绝口，当看到最后的序诗，不由得吟唱了起来："闲云潭影日悠悠，物换星移几度秋，阁中帝子今何在？槛外长江（　）自流。"此处怎么会少一个字呢？都督觉得很是奇怪，便派人去将王勃喊来。

　　可此时，王勃却已悄然离开。在场的文人雅士你一言我一语，有的说应该用"独"字，有的说用"船"字。吴子章想了好一阵子，说是空了"水"字。阎都督不满意地说："'独'字太浅，'船'字太俗，'水'字太露。"大家思来想去，也没有想出个合适的字。眼看天黑了，阎都督只好作罢，让众人散去。

　　次日一早，阎都督便派侍卫到驿馆，请王勃把这落下的字给补上。侍卫说明来意，王勃笑笑说："我将这一字写在你手心上，你一定要握紧拳头，见了都督方可伸掌，否则此字会不翼而飞。"王勃写完后，侍卫便紧握拳头，快马回府，见了阎都督，把手掌伸开，但手掌心却只字未有。阎都督自语道："怎么会空空如也？"不久，他恍然大悟，"是一个'空'字！'阁中帝子今何在，槛外长江空自流'，妙啊！一字点睛，全文脉络贯通！"

"这个故事，就叫作'脉络贯通'。中医里所说的'脉络贯通'是中医调治疾病要达到目标，'经络通，百病消'。那么，经络是什么呢？经络在哪里呢？经络和我们的身体健康又有什么关系呢？这些学问很是深奥。小丫头，你就慢慢去学吧！"上古智者提出的问题的确很深奥，让衣玲玲很是懵懂。

 学一学

　　一提起"滕王阁"，人们很自然地想起王勃写的《滕王阁序》。雄踞赣水之滨的"滕王阁"，因"序"而名扬天下。其实"滕王阁"不只江西南昌有，四川阆中也有一座"滕王阁"，而这两处的"滕王阁"都渊源于山东滕州。南昌、阆中"滕王阁"皆成名于诗文。滕王阁因滕王而建，而滕王源于滕州。据《旧唐书》记载："贞观十三年丙申六月，皇弟元婴封滕王。"

 说一说

1. 是哪一个字让王勃的诗脉络贯通？

2. 滕王阁的修建者是谁？

男左女右

"不管有多么深奥，多么难懂，我也一定要弄明白。噢耶！"缓过神来的衣玲玲语气很是坚定。

"有志者事竟成，给你点赞！"上古智者赞许地说道，"我接着要给你讲的故事，叫作'男左女右'。"

"男左女右，和中医有什么关系呢？"衣玲玲心里合计着，一脸的不解。

有一天，名医扁鹊看到一位怀孕的妇女，就要临产了。他告诉这个妇女所怀的是龙凤胎，左边大的这个是男孩，右边的那个是女孩。为了顺利分娩，扁鹊给妇女扎了一针，结果生下来果真是一男一女。

为什么会有"男左女右"的说法呢？这个由来，可追溯到盘古开天辟地。传说盘古用斧子劈开混沌，划分天地，用身体撑起整个世界，后来力竭而死。他死后身体化为高山大川、日月星辰，他的左眼化为日，右眼化为月。

后来，烈日就代表阳刚之躯，也就代表男子；皎月就代表阴柔之体，也就代表女子。这个说法也与中医有关，

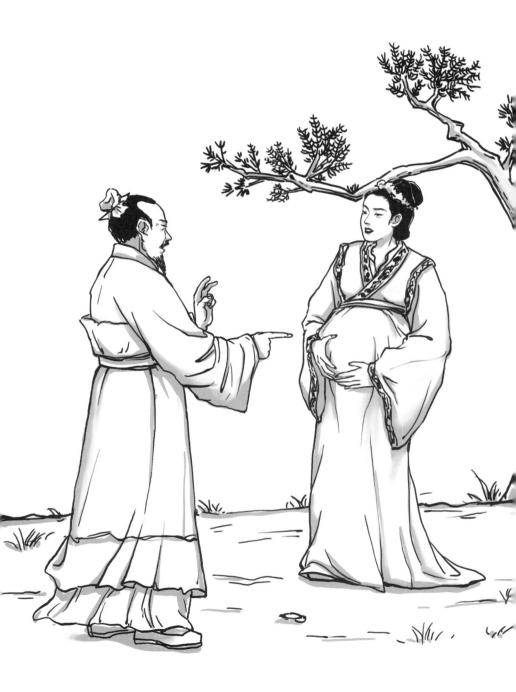

中医阴阳学说认为，天地间凡是阳气所汇聚的地方，便是温暖的、向上的。《素问·阴阳离合论》中有这样一句话："圣人南面而立。"意思是，古代圣人认为南为阳，所以"面南而立"为正位。因此，根据"天人相应"及阴阳学说的理论，人体之左为东，主生长，升发，属阳；人体之右为西，主清肃，沉降，属阴。就男女而言，男性刚强为阳，女性柔和为阴。因此，就有了"男左女右"之说了。《医宗金鉴》第三十四卷中载："天道阳盛于左，地道阴盛于右。故男左女右，脉大为顺宜也。"中医认为：左为阳，右为阴；男子阳性盛为阳，女子阴血盛为阴。故男子患者多损伤阳气，表现在左侧，女子患病多损伤阴血，表现在右侧。因此，治疗时，男子要注意扶阳治左，女子要注意养血治右。

古代的"阴阳学说"把世界万物都一分为二，代表着万事万物的对立统一。在自然界中，天为阳，地为阴；日为阳，月为阴；上为阳，下为阴；"山南水北"为阳，"山北水南"为阴。现在我国有许多地名还是这个规律，比如沈阳在沈水之北，衡阳在衡山之南等。

动物也分阴阳，雄为阳，雌为阴。树木也分阴阳，《周礼》记载："仲冬斩阳木，仲夏斩阴木。"甚至，连彩虹也分阴阳，古人称彩虹为"虹蜺"，认为其成双出现，"虹"为阳，"蜺"（通"霓"）为阴。还有很多人造的东西也分阴阳，比如春秋时期吴国的铸剑大师干将铸了两柄宝剑，

"干将"是雄剑为阳，"莫邪"是雌剑为阴。大家可以想想还有哪些阴阳的区分呢？

"阴阳学说是中医理论的基础，由阴阳学说又产生了五行学说、五运六气学说等好多的学说，统合成博大精深的中医体系。小丫头，你慢慢去学吧!"上古智者的一番话，让衣玲玲有些迷惑不解了。

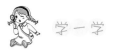 学一学

五行学说

五行学说，是认识世界的基本方式。五行的意义包含借着阴阳演变过程的五种基本动态：金（代表敛聚）、木（代表生长）、水（代表浸润）、火（代表破灭）、土（代表融合）。中国古代哲学家用五行理论来说明世界万物的形成及其相互关系。它强调整体，旨在描述事物的运动形式以及转化关系。阴阳是古代的对立统一学说，五行是原始的系统论。

 说一说

1. "阴阳学说"是什么概念？

2. 古时称为阴阳剑的名称是什么？

肝胆相照

"怎么不说话了呢？刚才那信誓旦旦的劲头呢？想打退堂鼓了吧？感觉太难了吧？"

"我会知难而进！"上古智者话还没落音，沉思不语的衣玲玲突然朗声说道，"我的偶像朱丹溪半路出家都可以的，我为什么不可以。"

"哈哈！小丫头，看好你，一定行！"衣玲玲看着上古智者老顽童的样子，呵呵地乐了起来，很快又沉浸在上古智者的故事里。

西汉初年，有一个足智多谋、非常聪明的人，他就是当时有名的谋士蒯（kuǎi）通，专门为人出谋划策。他所处的那个时代，正值楚汉相争打得难解难分，楚王项羽和汉王刘邦处于相持阶段，一时之间也分不出胜败。刘邦有一个非常厉害的大将，就是历史上鼎鼎大名的韩信，蒯通就想说服韩信，与项羽、刘邦鼎足而立，这也就是著名的"三分之计"。

于是，他假扮成算命师去见韩信，对韩信说："我对于占卜之事略知一二，可以通过看相来预测人的吉凶祸福。"
韩信听了对蒯通说道："真如你所言，那你就给我看看吧！"
蒯通端详了一会儿韩信，"我看您的面相，做官再高也不过
封侯，而且很危险。看您的背部，富贵自不用说。"蒯通边
说边观察韩信，见他的脸色虽然平和，但眼神却有了变化，
知道他已经开始动心了，便接着说："如今楚汉相争，生灵
涂炭，两方的胜败其实取决于您，主要看您帮哪一方而已。

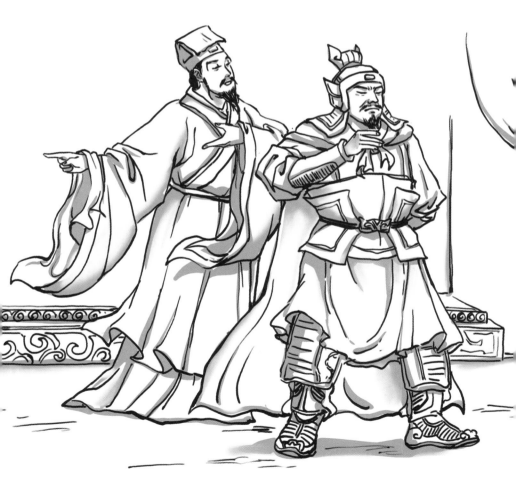

我愿意剖开自己的心腹，拿出自己的肝胆为您出主意，只是担心您不肯采用。"

韩信说："你有什么好的主意?"蒯通随即便说："我建议您和他们鼎足而立。现在是最好的时机，您必须当机立断，不能再犹豫不决了。您如果去帮助项羽，刘邦一定饶不了您；您如果去帮助刘邦，刘邦又会怕您抢夺他的天下，也会对你不利。这是上天给您的机会，如果此时您不抓住机会，以后可能反而会有灾祸降临。"

蒯通将整个形势分析得很透彻，但韩信一方面认为刘邦对他很好，不忍心背叛刘邦，另一方面也不相信刘邦会对他下毒手，他最终没有采纳蒯通的建议。后来，他真的遭到刘邦猜疑，被吕后杀死了。

"肝胆相照"的故事，说的是兄弟之间的以诚相待。在中医学看来，肝、胆确实是一对"荣辱与共"的器官，就像两个好兄弟一样。肝脏与胆互为表里，有着非常密切的生理关系。中医有"五脏六腑"之说，肝属脏，而胆属腑。如果健康状态下肝与胆是"一荣俱荣"的关系，那么疾病状态下肝与胆又会表现为"一损俱损"。假如"肝哥哥"病了，"胆弟弟"也容易受到影响，因此就有了"肝胆同病"的说法。

当肝胆出现问题时，人就会变得胆小、多疑，若精神情绪方面出现问题，也能影响肝胆。比如怒伤肝，肝气上逆或肝气郁结可导致肝脏的功能失调，从而影响胆汁的分泌和排泄。同样，如果胆汁分泌和排泄出现问题，又会反过来影响肝脏的功能。

"肝胆是兄弟关系，肝气通达的时候，胆汁才能够正常分泌。所以，人一定要保持心情的舒畅。肝和胆这两兄弟都不喜欢过多的脂肪和胆固醇，平时要注意饮食营养均衡，避免出现脂肪肝和胆结石等疾病。小丫头，这个道理比较简单，你明白了吗?"上古智者微笑着问道。

"嗯嗯，以前不是太明白，现在听老先生这么一番解惑，我明白了。娘亲总是唠叨我，'不能光爱吃肉啊，还要多吃点蔬菜、水果啦!'但我觉得最重要的就是心情好，胃就好，吃嘛嘛香!"衣玲玲顽皮地吐了一下舌头。

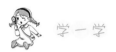学一学

肝气上逆

肝气上逆，为肝气向上冲逆的病理过程。因情志不顺、肝气失于疏泄，或者因为气郁而导致气机上逆产生的病症。症状为：眩晕头痛、胸闷、面赤、耳鸣、耳聋、胁肋窜痛，而且胁痛随情绪变化而增减，严重的会出现呕血、月经不调等。多见于神经症、更年期精神障碍等。

说一说

1. 肝胆是什么关系？

2. 为什么要营养均衡？

十指连心

看着古灵精怪的衣玲玲，上古智者很是喜欢，于是童心大起："小丫头，你有手扎刺或被割破的时候吗？是不是感觉很疼啊？"

"何止是扎刺、割破的时候啊！还有比这更严重的时候，有一次我用锤子敲东西，一不小心把自己手指砸得瘀血，手指甲最后都掉了下来。当时给我疼的，那眼泪哗哗地流啊！"说到这，衣玲玲一脸痛苦的表情。

"十指连心啊、十指连心啊！"上古智者配合着衣玲玲，也是一脸痛苦的表情，"这十指连心还真有个典故。"

"是嘛！烦请老先生赶紧讲给我这个小学生听听。嘻嘻！"衣玲玲的痛苦表情瞬间换作欢天喜地。

"那就听我慢慢地道来。"上古智者依旧非常配合。

在商朝末期，那时的君主殷纣王，是历史上有名的暴君，非常残忍，炮烙之刑就是他残暴的例证之一。

《封神演义·第七回》有这样一段记载："纣王的妻子姜皇后因为劝谏，纣王一怒之下便下令挖去了她的双眼。

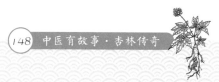

纣王的宠妃苏妲己为了废掉皇后，派人故意刺杀纣王未遂，又谎称是皇后指使，这让纣王更加愤怒，便下令炮烙姜皇后双手，逼她认罪，结果姜皇后十指连心疼痛难忍，可怜地昏死在地。"

一个手指受伤，都疼得不得了，何况十指同时受到严重的创伤，那是剧痛无比。由此可见，纣王的残忍简直就是到了令人发指的地步。

"为什么手指受伤会这么疼呢？中医经络学认为，每根

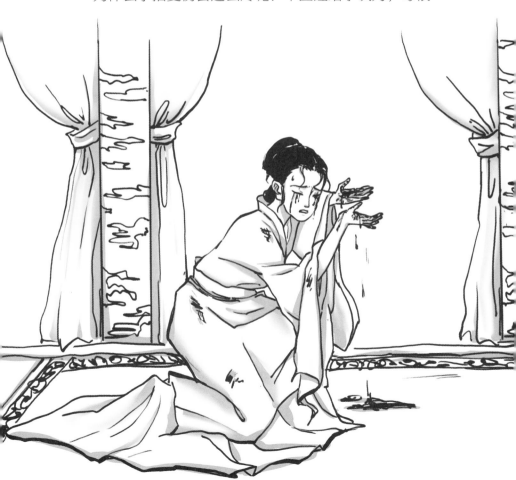

手指都通过经络连接相应的脏腑，经络就像电线一样帮助每个脏腑传递信号，而这些脏腑与心相通，所以中医也有十指连心的说法。关于经络学，是中医一门非常复杂，充满神奇奥妙的学问，小丫头。"

"慢慢去学吧！呵呵，小丫头知道了。"衣玲玲没等上古智者说完就把话头接了过来。

"呵呵！知道就好。现在我教你一个拍手、扳指来刺激相关的经络、穴位和对应的脏腑，还有按掐指间的十宣穴来醒脑开窍。常练手指可强化内脏器官和大脑的功能，对长期坐着不动，经常伏案学习、工作的人有很好的抗压保健效果。"上古智者一边说着，一边给衣玲玲做示范。

"这个真的很好哎！我学会了，回去把这个方法教给老师、同学，还有老妈、老爸。我还要学很多养生保健的方法，从小开始我的苍生大医之路，将来的我就是华佗，就是朱丹溪，噢耶！"衣玲玲大眼睛里闪烁兴奋的小星星，手舞足蹈起来。

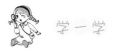

中医经络学

现存的有关"经络"的文献以《黄帝内经》为最早，公元前2世纪的《难经》把前人对人体经络现象的认识进行了系统的总结，提出了完整的经络学说。经络遍布人体各个部位，担负全身运送气血，沟通内外上下的功能。经络，不仅分布体表，而且进入体内和脏腑相互连接，循环往复、周而复始，运行不息。

 说一说

1. 经常拍手、扳指有什么保健作用呢？
2. 殷纣王是哪个朝代的君王？

乐极生悲

"淡定，淡定，小丫头，这才哪到哪啊！淡定，淡定，当心乐极生悲，乐极生悲哦！"上古智者冲着衣玲玲连连做着暂停的手势。

"忘乎所以，忘乎所以了，兴奋得有点过头了。"衣玲玲不好意思地伸了伸舌头，恭恭敬敬地听上古智者讲述故事。

战国时期，齐威王是一个喜欢彻夜饮酒，寻欢作乐的君王。

有一年，楚军进攻齐国，齐威王连忙派自己信得过的使节淳于髡（kūn）去赵国求救。淳于髡到了赵国，果然没有辜负齐王重托，请来了十万大军，吓退了楚军。

齐威王十分高兴，立刻摆酒设宴，请淳于髡喝酒庆祝。齐王高兴地问淳于髡："先生你要喝多少酒才会醉？"淳于髡一看这架势，知道齐王又要彻夜喝酒，必定要一醉方休。他想了想回答："我喝一斗酒也醉，一斗就是十升，喝一石酒也醉，一石就是十斗。"齐王不解其意，淳于髡解释道：

"在不同的场合、不同的情况下，酒量会变化。所以，我得出一个结论，就是酒喝到了极点，就会因酒醉而乱了礼节。人如果快乐到了极点，就可能发生悲伤之事。所以，我看做任何事都是一样，超过了一定限度，则会走向反面了。"

这句话原文是"酒极则乱，乐极则悲，万事尽然，言不可极，极之而衰"。一席话说得齐威王心服口服，当即痛快地表示接受淳于髡的劝告，今后不再彻夜饮酒作乐，改

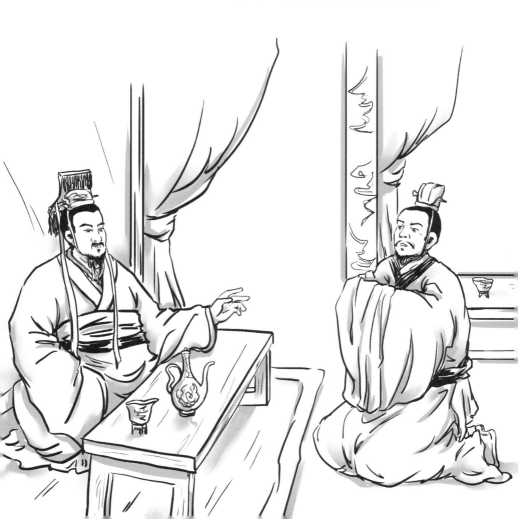

掉可能令自己走向反面的恶习。

"人要是高兴过了头，就会导致物极必反，就是中医说的阴阳失调。中医里面有'七情'的说法，就是指喜、怒、忧、思、悲、恐、惊这七种情志活动。一般情况下'七情'是不会使人生病的，如果超出一定的限度，就会导致气血紊乱，而产生疾病。"衣玲玲入神地听着。

"心在情志上的表现是喜，'人逢喜事精神爽'，但是，高兴过度就会伤'心'，过度的'喜'会使人心神不安，甚至语无伦次，举止失常。《儒林外史》中'范进中举'的故事，说的便是'大喜伤心''乐极生悲'。小丫头，关于'七情'一时半会也和你说不明白，慢慢去学吧！"上古智者的目光里充满了期望。

沉思了片刻，衣玲玲看着上古智者慈祥的目光有所感悟地说道："尽管现在很多中医的学说我都不懂，但我知道了一个道理，学习中医不是一朝一夕的事情，不能光凭一时的热情。要有恒心、毅力，更要有一个稳定持久的情绪，不管遇到什么困难、困惑，都要学会调节自己保持心态平衡。"

上古智者听了衣玲玲一席话微微点头。"小丫头，有句俗话说得好，'师傅领进门，修行在个人'。衣玲玲、医灵灵，小丫头悟性不浅，医缘深厚，只要不懈努力必成大器。"说到此处，上古智者慈爱地看了一眼衣玲玲，"小丫头，中医有故事，尽在千年岁月里。相信你会讲好中医药故事，传承好中医药文化，你们这一代人一定会将中医国粹弘扬光大。"

衣玲玲只觉眼前金光一闪，上古智者的身影瞬间不见，遥远的苍穹中回荡着"你们这一代人一定会将中医国粹弘扬光大……"

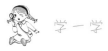

气血紊乱

本词为中医术语，意思是气血运行混乱。

紊乱，意为杂乱，混乱。气血是相依相附的，气以生血，血以养气，气为血帅，血为气母。人若有病，气病可以影响血病，血病可以影响气病。

1. 什么是"七情"？
2. 为什么饮酒要有节制？

追梦岐黄

衣玲玲瞬间明白了，今后再也见不到上古智者了，心中很难过，泪水夺眶而出。哭声惊动了正在做早餐的妈妈，妈妈赶紧来到女儿的身旁唤醒梦中的衣玲玲。

"玲玲，玲玲，怎么啦？做噩梦了啊？没事的，不怕啊！"玲玲妈妈把女儿抱在怀里，一边抚摸着，一边安慰着，衣玲玲平静了下来。

"妈妈，我再也见不到上古智者老先生了。"说着，衣玲玲又抽泣起来。"嗯，什么上古智者？什么老先生？"玲玲妈妈满脑子都是问号，搞不清女儿出了啥状况。

刚张口要问，只听玲玲呵呵地又笑了起来，这下玲玲妈妈心中更加不安起来。玲玲见到母亲一脸的焦虑，搂着妈妈的脖子说："老妈，什么都不要问，女儿的心思你不懂。女儿没事的，今后会更懂事。"

玲玲妈妈轻轻推开女儿，在玲玲脸上左看右看了好一会儿，紧紧把女儿抱在怀里："死丫头，你可吓死妈妈了，没事就好。"

"老妈，以前女儿也不懂你，经常惹你生气，现在女儿懂你了，我要去追梦了。"说到这儿，衣玲玲慌里慌张地下了床，"一万年太久，只争朝夕"。

　　看着女儿的背影，玲玲妈妈无奈地摇了摇头："这丫头，也越来越让人搞不懂了。"

　　学校文化中心报告厅里，衣玲玲正在主持"中医故事会"。如今的校园里不仅是衣玲玲讲中医故事了，而是好多同学都成了讲中医故事的一员，组成了一个很受全校同学喜欢的团队——"追梦岐黄"。

参考答案

神农尝百草

说一说

1. 远古时代。

2. 炎帝。

岐黄之术

说一说

1.《黄帝内经》《神农本草经》《难经》《伤寒杂病论》。

2. 是因为两个人而得名，一个叫作岐伯，一个叫作黄帝。

病入膏肓

说一说

1. 有病不能拖到医生都没有办法治了，才去请医生看病。

2. 已经错过了最佳的治疗时机，没办法治了。

起死回生

说一说

1. 只要病人还有一点希望，就要全力救治。

2. 神医不仅医术高明，而且不会轻易放弃，才能做到如此起死回生。

讳疾忌医

说一说

1. 病在皮肤、血脉、肠胃，不论针灸或是喝药，都还可以医治。

2. 齐桓侯的病已经深入到了骨髓里，所以就没有办法治了。

对症下药

说一说

1. 发病的原因不同，所用的药也就不同，对症下药方能药到病除。

2. 要在医生指导下用药。

坐堂医

说一说

1. 任长沙"太守"一职。

2. 张仲景在府衙大堂上为老百姓看病，赢得了世人的赞誉。

人们为了纪念张仲景的善举，便把在药店内为患者看病的医生统称为"坐堂医"。一提起"坐堂医"，就会想起张仲景。

悬　壶

说一说

1. 葫芦。

2. 祛除病人病痛，拯救病人性命。

杏林春暖

说一说

1. 救济穷困的老百姓。

2. "杏林春暖"是一种高尚医德体现，也是行医者的追求。

橘井泉香

1. 把老百姓放在心上的医生，人们永远都不会忘记。

2. 中药房。

苍生大医

说一说

1. 不仅有高明的医术，更有高尚的医德。

2. 孙思邈认为生命的价值贵于千金，而一个处方能救人于危殆，价值更当胜于此，因而用《千金要方》作为书名。

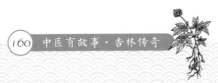

青　囊

说一说

1. 曹操。

2. 大多已失传，仅保留很少记载。

不为良相　愿为良医

说一说

1. 良相与良医都是济世救人，都是真心去为老百姓做事情、做好事情，只是途径不一样。

2. 正是因为他不怕困难、不畏艰苦，克服学习道路上遇到的坎坷痛苦，才有了他以后的成功。

五毒俱全

说一说

1. 胆矾、丹砂、雄黄、礜（yù）石、磁石五种矿物药。

2. 制作成一种外用药。

薏苡明珠

说一说

1. 薏苡是禾本科植物薏苡的种仁，果卵形，灰白色，像珍珠，供食用、药用，也称之为"薏米""薏仁米""苡米""苡仁"。

2. 薏苡仁对身体很滋补，入药有健脾养胃、清热利尿等功效，还可美容养颜，它的根和叶都有药用价值，薏苡仁酯对癌症也有一定的抑制作用。

沁人心脾

说一说

不管喜欢什么都要有个度，过度就会带来危害。

杯弓蛇影

说一说

1. 疑心病，就是"无病疑病"的一种不健康心理，常常会导致患者因为自己的疾病而痛苦、担忧、不安，给患者的生理和心理都造成了极大的痛苦。

2. 向病人解释病因，让患者打消顾虑，不必用药而病自愈。

防微杜渐

说一说

1. 对疾病以预防为主，未病先防、防微杜渐。

2. 高明的医生，常常治疗没有疾病的人，因此才能不使疾病发生。中医提出"上工治未病"，这里说的上工，就是高明的医生。

因地制宜

说一说

1. 因为地域不同，发病的原因也不同，尽管是同一种病，在治疗时用药也不同，这就是因地制宜原则在中医学上的具体应用。

2. 中医四大经典著作之一。

因势利导

说一说

1. "轻""重""衰""高""下"等，都是疾病的"势"。

2. 因势利导治疗疾病是中医的特色，要求医生根据患者体质、病位等因素而施治。

虎口取鲠

说一说

1. "杏林中人"，意为不畏艰辛、一心赴救的"苍生大医"。

2. 摇铃唤诊，美称为"虎撑铃医"，已成为古代走方医特有的称谓。

囫囵吞枣

说一说

1. 不易肠胃吸收消化，不利于身体健康。

2. 学习时不深入理解、生吞活剥，不能学好知识。

刮骨疗毒

说一说

1. 中医治病有内外科，有了中医妙手回春痛苦就不多了。天神一样威武唯有关公，医圣妙手非华佗莫属。

2. 出自《三国志·蜀书·关羽传》。

皓齿青娥

说一说

1. 青娥者，古代指美貌的少女。

2. 为古今补肾良方，首载于宋代《和剂局方》，此方因为"皓齿青娥"的故事而广为流传。

安步当车

说一说

1. 出自《战国策·齐策四》。

2. 散步可以促进气血运行，消化食物，提升正气，养心养神，又可养身。

负荆请罪

说一说

1. 具有清热解毒作用，通常用来治疗感冒、胃疼、咳嗽，具有很好的疗效。

2. 出自《史记·廉颇蔺相如列传》。

卧薪尝胆

说一说

1. 清热润燥、解毒止咳的良药，用于治疗热病烦渴疗效十分明显。

2. 出自《史记·越王勾践世家》。

药店飞龙

说一说

1. 中药龙骨，是古代哺乳动物如象类、犀类、牛类、鹿类、三趾马类等动物骨骼的化石，或象类门齿的化石。

2. 汉语词汇，解释为白绢。

口不二价

说一说

1."口不二价"说的是药的品质，也是说人的品行。品行不好的人就会"价二不真"。

2. 让中药有了质量保证。

望梅止渴

说一说

1. 前面不远的地方有一大片梅林，结满了又大又酸又甜的梅子，大家再坚持一下，走到那里吃到梅子就能解渴了！

2. 梅子，酸、平、无毒。在临床上主治病人的肿疮、喉咙肿痛、拉肚子、全腹疼痛、蛔虫病、霍乱等。

脉络贯通

说一说

1. "空"。

2. 滕王阁的修建者是唐高祖李渊的儿子，唐太宗李世民的亲弟弟李元婴。

男左女右

说一说

1. 阴阳学说是中医理论的基础，由阴阳学说又产生了五行学说、五运六气学说等好多学说，统合成博大精深的中医体系。

2. "干将"是雄剑为阳，"莫邪"是雌剑为阴。

肝胆相照

说一说

1. 肝胆是兄弟关系，肝气通达的时候，胆汁才能够正常

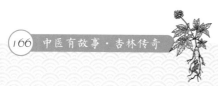

分泌。

2. 要注意饮食营养均衡，避免出现脂肪肝和胆结石等疾病。

十指连心

说一说

1. 可强化内脏器官和大脑的功能，对长期坐着不动，经常伏案学习、工作的人有很好的抗压保健效果。

2. 商朝末期。

乐极生悲

说一说

1. 是指喜、怒、忧、思、悲、恐、惊这七种情志活动。

2. 饮酒过度，就会因酒醉而乱了礼节，也会伤害身体。

参考文献

1.《医古文》，赵鸿君主编，科学出版社，2023.

2.《中药传奇》，龚力民、方磊编，军事医学科学出版社，2022.

3.《识汉字认中药》，卢颖编，中国中医药出版社，2022.

4.《医古文》，王育林、李亚军主编，中国中医药出版社，2021.

5.《青少年中医药文化》，赵歆、单丹雅、甄雪燕主编，北京出版社，2021.

6.《图解本草纲目》，张文杰主编，中医古籍出版社，2021.

7.《中国神话故事》，焦庆锋编著，内蒙古人民出版社，2021.

8.《中国医学通史》，李经纬、林昭庚主编，人民卫生出版社，2000.

9.《中医药文化知识读本》，孙光荣、王琦主编，中国中医药出版社，2020.

10.《针灸学》，梁繁荣、王华主编，中国中医药出版社，2020.

11.《中医药故事》，韩兴贵、何召叶、密丽主编，天津科学技术出版社，2020.

12.《中药飘香》，刘玉良主编，浙江工商大学出版社，2020.

13.《华佗的故事》，管成学、赵骥民主编，吉林科学技术出版社，2019.

14.《杏林大观园中医文化集萃》，蓝桂华主编，云南科技出版社，2019.

15.《中医名家励志故事》，张明、彭玉清著，中国中医药出版社，2018.

16.《药姑话药》，胡亚伟、骆兵编著，四川科学技术出版社，2018.

17.《中医中药轶事珍闻》，杨晓光、赵春媛主编，人民军医出版社，2018.

18.《中医基础理论》，郑洪新主编，中国中医药出版社，2016.

19.《中药学》，钟赣生主编，中国中医药出版社，2016.

20.《中医诊断学》，陈家旭主编，人民卫生出版社，2016.

21.《伤寒论选读》，王庆国主编，中国中医药出版社，2015.

22.《讲中药故事谈老医秘验》，魏玉香、宋月航、张慧卿编著，中国中医药出版社，2015.

23.《中华传统美德》，刘涛编著，黄山书社，2014.

24.《中药学》，陈蔚文主编，人民卫生出版社，2013.

25.《讲故事识中药》，胡皓、胡献国主编，人民军医出版社，2013.

26.《中国神话故事》，崔钟雷主编，浙江人民出版社，2013.

27.《中医内科学》，吴勉华、王新月主编，中国中医药出版社，2012.

28.《趣话中药》，张虹著，人民军医出版社，2012.

29.《餐桌上的中草药》，白极、王良信编著，中国医药科技出版社，2012.

30.《华佗传奇》，怀家伦著，中国中医药出版社，2011.

31.《中国历代名医碑传》，方春杨著，人民卫生出版社，2009.

32.《中医趣话》，陈书秀编著，哈尔滨出版社，2008.

33.《神医扁鹊之谜：扁鹊－秦越人生平事迹研究》，曹东义主编，中国中医药出版社，1996.